JN046313

腎臓が日増しに回復していく最新の知識と実践

医師 佐野正行・監修

総合科学出版

監修の言葉

腎臓病でも自分らしい豊かな生活と人生をおくるために

「慢性腎臓病（ＣＫＤ：Chronic Kidney Disease）」という病気の呼び名は、今日の日本でどの程度認知されているでしょうか。「慢性腎臓病の人は成人の８人に１人」と聞いて自分事として心配する人が、どれくらいいるでしょうか。

腎臓病は知っていても、「慢性」とつくと何が違うのか、ほとんどの方には伝わっていないようです。また「自分も慢性腎臓病に気をつけよう」と考える人はもっと少ないかもしれません。そのくらい腎臓病、特に慢性腎臓病は、今一つピンとこない病気なのでしょう。そこを広く理解してもらうために、最近「慢性腎臓病の理解推進」キャンペーンが展開されていました。ただ、もう少しわかりやすく呼びかけないと、多くの人には伝わらないと私も感じています。

本書をお読みいただくとわかりますが、「慢性腎臓病」という病気があるのではなく、全ての腎臓病が慢性化すると慢性腎臓病というくくりになり、共通した治療や対策で悪化防止や改善の処置が行われるのです。

腎臓を患い、それが慢性化する「慢性腎臓病」の患者さんは、たくさんおられます。かなり進行するまで自覚症状がないため、気が付いた時には人工透析寸前となり、大きなショックを受けてしまう方が少なくありません。

そこまで進行する前に、出来れば腎臓の働きが下がり始めた時に気が付いて、予防や改善に努めていただければ、本格的な腎臓病にならずにすむのですが、これがなかなか難しいようです。

腎臓病の原因は多岐にわたりますが、背景に何らかの病気が存在するケースがとても多いです。最も多いのが糖尿病、そして高血圧、肥満、メタボリックシンドローム、脂質異常症など。これらはすべて生活習慣病です。

〝生活習慣〟病というくらいなので、これらの病気の背景には偏った食事、運動不足、喫煙、過度な飲酒、ストレスなどがあります。まさに望ましくない生活習慣が積み重なって体を弱らせ、腎臓を弱らせたことがわかります。

今、腎臓病治療は大きな転換期を迎えています。一度腎臓病に罹ったら、あとは悪化する一方で改善することはないという従来のイメージは払拭されつつあります。食事や運動などの生活習慣に関する新たな知見や、腎臓病の治療と同時に行える補完代替療法などが、腎機能の改善に大きな力を発揮することがわかってきたのです。

とくに腎臓病の改善を目的に研究されている天然由来のアントロキノノールという成分は、現在とても注目されています。腎臓病の薬として開発中の素材ですが、先行して一般に提供されています。

このアントロキノノールという成分は、現在、腎臓病治療中の人にとって大きな助けになりつつあります。

慢性腎臓病は、自己管理が重要な病気です。医者まかせ、病院まかせではなかなかうまくいきません。しかし生活習慣をうまくコントロールできれば、また近年の腎臓病治療の進歩を加味すれば、以前とは全く違う快適な生活、その人らしい豊かな人生がおくれるようになっていると思います。

今現在、腎臓病で悩んでおられる方は、どうぞ悲観なさらないでください。時代は大きく変わっています。新しい情報をしっかり把握し治療に生かしてください。人工透析を回避し、ご自身の腎臓を維持して生活できる時代になりつつあります。

本書が、腎臓病の方すべての助けになることを祈念します。

医師　佐野 正行

まえがき

「腎臓病＝絶望」の時代は終わった

腎臓病というと、一般的にはどんなイメージを持たれているでしょうか。

厳しい食事制限があって、塩分のあるものが食べられなくなる病。肉も魚も果物も食べられなくなる病。やがては人工透析になって不自由な生活を強いられる病。改善は見込めない不治の病。そんなところでしょうか。

こうした暗く希望のない腎臓病のイメージが、多くの人を苦しめてきたように思います。「もう治らない」「人工透析を繰り返すだけの余生」「好物も食べられない」「旅行にも行けない」……。

これでは治療に取り組む意欲も、生きる喜びも無くなってしまいます。

ところが時代は変わりました。

仮に腎臓病になっても、仕事や運動をしたり、会食にも参加できます。旅行にも行けます。健康な人と変わりなく、不自由なく生活できる病になりつつあるのです。

その背景には医学の進歩があります。あなたが何らかの腎臓の疾患を診断されていても、それほど落ち込まなくても大丈夫です。人工透析になるとは限りません。

「治らない病」から、「改善し不自由のない病」へ

腎臓研究の進展により、腎臓病に対する従来の見かたや概念が大きく変化しています。腎臓病は単なる臓器の機能障害だけでなく、全身的な健康にも影響を与える複雑な疾患としての側面が浮き彫りにされ、また、それと同時に腎臓疾患の予防および治療においても多くの新たな知見が生まれています。

具体的には「**運動療法**」や「**食事療法**」、「**補完代替療法**」を取り入れた治療によって機能改善に成功した患者さんが増加しています。

以前は安静第一というのが常識だった腎臓病に運動療法が取り入れられるようになっただけでも、腎臓病に対する認識の変化の大きさがわかりますね。

それまでは進行が避けられないと考えられていた病態でも、食事・運動の適切な管理と積極的なライフスタイルの変更により、機能の向上や症状の改善が見られるようになっています。

さらに、**アントロキノノール**などの自然由来の成分が、患者の症状に対して有望な効果をもたらしているという実例もあります。

こうした具体的な事例は、腎臓病は「一度罹ったら良くはならない」というイメージを払拭し、治療の可能性に対する新たな期待を生み出しています。

つまり腎臓病は**対症療法が中心の時代から、根本的な機能改善を目指せる時代に変化している**のです。

本書では、最新の治療法やアントロキノノールという天然成分に焦点を当て紹介しています。こうしたアプローチをうまく取り入れて生活することで病状が好転した方たちの取材記事も収録しています。腎臓病でも決して悲観することはありません。今、できることを少しずつ積み重ねていきましょう。

本書の**第1章**では、腎臓の働きやそのしくみを解説します。最近の研究で新たに分かってきた腎臓の多彩な機能に驚かれるかもしれません。

第2章では慢性腎臓病とその諸症状について解説します。ここまでは腎臓に関する基礎知識ですので、腎臓の働きを高めて健康を取り戻すための具体的な知識を知りたい方は、最新の腎機能改善法を紹介した**第3章**からお読みいただいても構いません。

第4章では腎臓に関すること、治療に関することなど、読者のみなさんが知りたいと思われる項目をQ＆A形式でまとめています。

まずは知っておこう！

腎臓の多様な働き

最近の研究で、腎臓が健康に果たす役割がきわめて大きい事がわかってきました。本編に入る前に、腎臓の多様な役割と、その機能が衰えた場合の身体への影響を簡単にご紹介します。

体の老廃物を排出する

機能が衰えると↓尿毒症になるおそれ

腎臓の中心的な働きは、体の老廃物をおしっこにして水分とともに排出することです。腎臓は毎日大量の血液を濾過（ろか）し、老廃物や余分な塩分を尿として体の外へ排出しています。この機能が失われると尿が作られなくなり、老廃物が体に蓄積して尿毒症になるおそれがあります。

尿毒症では尿素窒素、クレアチニン、リン、カリウム等、体外に排出しなければならない物質がたまり、疲労感、倦怠感、息切れ、浮腫み、食欲低下、高血圧、高カリウム血症、貧血等が起こります。早急に手を打たないと心不全、昏睡につながり命に関わります。

水分量と電解質のバランスを調節する

機能が衰えると ↓むくみ、疲労、倦怠感、めまい

腎臓は24時間、血液を監視し、血液を含めた全身の水分の量をコントロールしています。同時に体に必要なミネラル(電解質)を取り込んだり、多すぎる場合は排出したりと常にバランスをとっています。

腎機能が低下すると体液の量や電解質のバランスもとれなくなり、むくみや疲労感、倦怠感、めまいなど様々な不調が起こります。

血圧を調節する

機能が衰えると ↓動脈硬化、脳梗塞、心筋梗塞

腎臓は塩分と水分のコントロールによって血圧を調整しています。腎臓病は高血圧によって起こる事が多いので、血圧の調整が出来なくなると高血圧状態が続き、動脈

硬化が進行。脳や心臓等の血管が詰まったり破れたりする病気につながります。

骨髄に血液を作らせる

機能が衰えると ↓ **腎性貧血、心臓に負担**

あまり知られていない働きですが、腎臓はエリスロポエチンというホルモンを出して骨髄に血液を作らせています。この機能が低下すると血液が十分に作られなくなり、貧血になります。これを腎性貧血と言います。

貧血になると全身の酸素が不足し、心臓にじわじわと負担がかかるようになります。

骨を丈夫にする

機能が衰えると ↓ **骨粗しょう症、骨折、寝たきりにつながる**

これもご存知の方は少ない事でしょう。腎臓は骨がカルシウムをうまく取り込むためのミネラルである活性型ビタミンDを作り、骨の健康を守っています。
腎機能が衰えて活性型ビタミンDが作れなくなると、加齢の影響もあって骨がもろくなり、骨粗しょう症につながります。骨がもろくなると転倒しただけで骨折し、それがきっかけで寝たきりになるケースもあります。

このように、腎臓は身体にとって非常に重要な役割を担っています。腎臓が衰えると、心臓病や脳血管疾患、全身の不調、骨粗しょう症などが生じやすくなる事がおわかりでしょう。

現在、無症状であっても、腎臓は弱っているかもしれません。ぜひ人間ドックなどの健康診断を受け、腎臓の健康状態を把握しましょう。

本書の第1章では、ここで紹介した腎臓の働きやしくみをより詳しく解説します。

腎臓が日増しに回復していく最新の知識と実践◉もくじ

第1章

臓器ネットワークの司令塔 腎臓はすごい

第2章 慢性腎臓病（CKD）とその諸症状

第3章 変わる腎臓病治療 自分で治す腎臓病

第4章 実践編Q&A 自分でできる腎臓病改善法

腎臓病を知るためのQ&A

生活改善のためのQ＆A

運動療法についてのQ＆A

第1章

臓器ネットワークの司令塔 腎臓はすごい

腎臓機能低下で何が起こる？

現在、日本では腎臓病を抱えて人工透析の治療を受けている人がたくさんいます。本書の巻頭でご紹介したとおり、腎臓はわたしたちの健康を維持するために、きわめて多彩な働きをしています。心臓や脳に引けを取らないほど重要な〝命の司令塔〟と言ってもいいほどです。

その腎臓が弱って本来の仕事が出来なくなると、なかなか元の健康な状態には戻りません。腎臓の機能を人工的に代替する透析治療に至る人が多いのはそのためです。ただ、人工透析を受けている方たちは、必ずしも腎臓を傷めつけるような生活、暴飲暴食、不健康な生活を続けていたわけではありません。高血圧や糖尿病など、いくつかの持病がもとで腎臓病になる人や「当たり前の生活」をしていて腎臓病になる人もいます。どんな人もなりうる病気が腎臓病と言ってもいいでしょう。

寡黙で働き者の腎臓は、よほど状態が悪くならないと弱音を吐きません。無自覚、無症状。何の不調もないかのように働き続けるのです。そしてもう回復できないほど悪化してから、ようやく音を上げ始めます。

その頃にはもう腎臓の糸球体も尿細管も細胞が壊れ、回復の見込みがない状態になっているかもしれません。腎臓全体の機能が回復不可能になれば、あとは人工透析しか治療法がないという可能性も出てきます（あるいは腎移植です）。

従って腎臓は、たとえ症状がなくても定期的に検査をして、異常がないか、不調がないか確かめる必要があるわけです。

この章では、腎臓が担う多彩な役割と、その役割が果たせなくなったときにわたしたちがどのような状態になるかを詳しくご紹介します。ぜひ参考にして、ご自身の腎臓の健康状態に留意して頂きたいです。

1日に作る尿の量は150ℓ！

そもそも腎臓は何をする臓器でしょう。

「おしっこを作る臓器」。

はい、正解です。

では腎臓は1日にどれくらいのおしっこを作っているのでしょうか。

「2ℓくらい？　いや、そんなに作っていたら、1日10回はトイレにいかなくてはならない。かなりの頻尿だ。ならば1・5ℓくらい？」

いいえ、正解は150ℓ！

ただし、我々が排泄する最終的なおしっこの量は1・5ℓくらいです。150ℓというのは腎臓が1日に処理する尿の総量で、排泄されるおしっこの100倍にもなるのです。150ℓとは驚くべき量ですね。大きなドラム缶1つくらいでしょうか。体重が50〜70kgくらいだとすればその2〜3倍です。その大量の尿はどこへ消えるのでしょう。

もちろん消えるわけではありません。腎臓は左右1つずつ。1つが握りこぶし1つくらいの大きさです。2つあるとはいえ、そこをドラム缶1つ分の尿が通過するのですから、大変な作業量なのがわかります。

でも排泄されるのはその100分の1。残り（原尿といいます）には体にとって大切な成分がたくさん残っているので、ここで再処理され、再び血液に吸収されて体を巡ります。何回も繰り返し腎臓を通るので総量150ℓにもなるわけです。

腎臓の仕事はまず血液の濾過（ろか）

では腎臓は、何からおしっこを作っているのでしょう。

「胃腸を通り、体にとって多すぎる水分や、全身であまった水分」だとお考えの方はいませんか？　余った水が、内臓など全身から無数の水脈となって腎臓に流れていくイメージ。

残念ながら違います。答えは血液。150ℓの原尿のもとは、ほぼ150ℓの血液です。大量の血液を濾過して、不要になった水分だけをおしっこにしています。

腎臓はよく「ソラマメのような形」と言われます。英語では kidny です。ずばりキドニービーンズ（インゲン豆）という豆がありますね。日本ではささげ豆ともいい、お赤飯の材料です。濃いえんじ色で小豆より少し大きい。

インゲン豆の形や濃いえんじ色は、大量の血液が流れ込む赤い臓器・腎臓と色もかたちもよく似ています。そこから腎臓はキドニーと言う名前になったようです。

その豆に大量の血液が流れ込みます。毎分1ℓもの血液が流れ込みますが、体中を巡ってきた血液なので、老廃物や有害な物質もたくさん含まれています。その血液の中の不用なものを濾過して取り除くのが腎臓の仕事です。

不用なものが取り除かれてすっかりきれいになった血液は、再び血管を通って心臓に送られます。心臓はきれいになった血液を、全身のすみずみに送り出します。

ちなみにおしっこだけでなく、汗もその材料は血液です。おしっこも汗も、材料が血だと思うと、とたんに粗末にしてはいけない気がしてきますね。

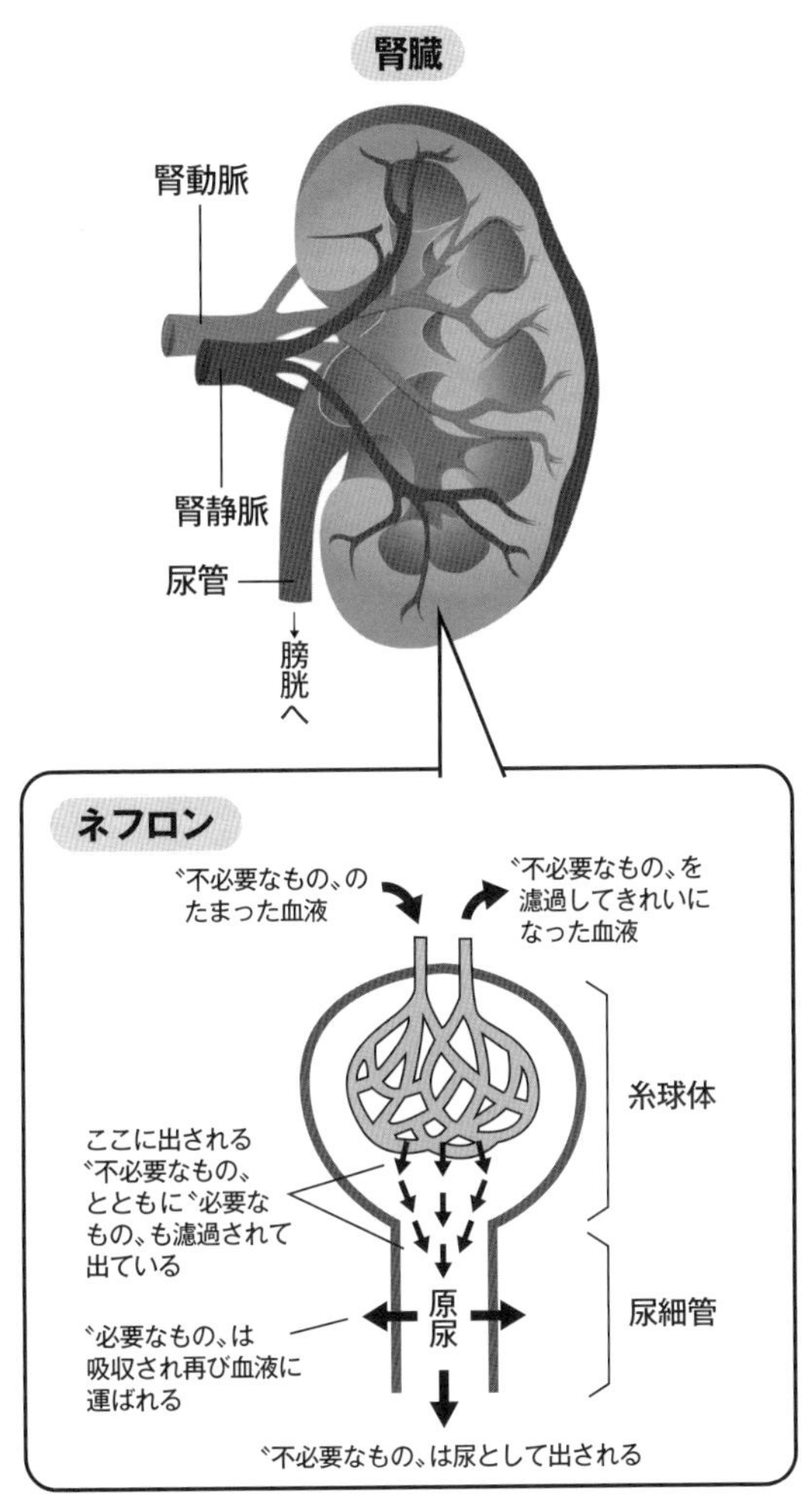

1個の腎臓には、ネフロンが約100万個あり、尿を作る重要な働きを担っている。

体の中は老廃物だらけ

なぜ血液には老廃物などの有害な物質が含まれているのでしょう。

それは血液が、体にとって大切な成分の配達と、不要なものの回収という2つの仕事をしているからです。「行き」は全身の細胞に酸素や栄養素を運び、その「帰り」に二酸化炭素や栄養素の残りカスを回収しています。

たとえばたんぱく質です。我々の体はほとんどがたんぱく質でできているので、たんぱく質＝体の材料といえます。しかしそのたんぱく質で細胞を作ったあとには、残りカスとしてアンモニアが残ります。

アンモニアは臭い。それは誰もが知っていますね。臭いだけでなく毒性も強く、気体の状態では有毒ガスです。大量に吸い込んだら呼吸困難や場合によっては死に至ることもあります。

そんなアンモニアですが、体内では尿素に変換され、おしっこで排出されます。排泄されたばかりのおしっこはあまり臭いませんね。少し時間がたつと分解が進んで、アンモニアになって臭くなります。しかしおしっこから出てきたアンモニアの量は大したことはないので、心配する必要はありません。

健康診断の検査でおなじみのクレアチニン、尿酸なども、たんぱく質が体の中で分解され、使われた後のカス＝老廃物です。これらがきちんと処理されずに体の中に留まると、やがて様々な害をもたらすようになります。

大量の老廃物、有毒物質をかたづけるゴミ処理

血液が体内で回収してきた二酸化炭素は肺に送られ、酸素と交換します。それ以外の老廃物、有害な物質が運ばれて行く先は腎臓です。大量の老廃物、多種多様な有害物質を一手に引き受けるゴミ処理場。それが腎臓の最も基本的な仕事です。

ゴミ処理場というと、何だゴミ処理工場か、と興味を失う方もいるかもしれません。でも私たちの住む地域にゴミ処理場がなかったらどうなるでしょう。

仮にゴミ処理場が壊れて使えなくなった状況を想像してみてください。街角にあふれるゴミ、ただよう腐敗臭。ねずみやハエやゴキブリがはい回ります。病原菌が繁殖し、感染症が蔓延するかもしれません。腎臓が機能しなくなったヒトの体も同じなのです。

人の握りこぶしくらいの小さな臓器・腎臓。にもかかわらずその仕事は、生命維持に欠かせない重要なものです。血液をクリーニングし、ベストの状態にコントロールする働きは生命活動の根幹です。

ただし、腎臓の仕事はそれだけではありません。他にも全身の健康維持にとって重要な仕事をいくつも抱え、こなしています。次ページからは、それらの仕事をひとつずつ紹介していきます。

健康維持に欠かせない腎臓の役割の数々

①水分の調整

▼なぜおしっこの色は変わるのか

腎臓がつくる1日150ℓもの原尿。そこから老廃物や有毒物質を取り除いてクリーニングする。その量を処理するだけでも驚異的な作業ですが、その過程で腎臓は、血液の状態を詳しく調べ、様々な成分の過不足をチェックしています。

まずは水分です。

我々の体の6割は水分でできているのはご存知ですね。体重60kgの人なら36kgは水分です。子どもは7割以上、赤ちゃんに至っては8割以上が水分です。だから幼い子のお肌は、あんなにプルプルしていて柔らかいのです。

その水分は体のどこかに留まっているわけではありません。体の中を循環し、あらゆる臓器、組織で使われ、いらなくなった分だけがおしっこや汗として排出されています。足りなくなった分は、食べ物や飲み物で補われています。

出る分と入ってくる分、減ったり増えたりする水分の量を把握して、常に水分6割を維持しているのが腎臓です。

例えば水分の多い食事を食べすぎると、腎臓はたくさんのおしっこを作って排出します。運動をしてたくさん汗をかいたら、おしっこの量を減らして体の水分を維持します。

おしっこの色が薄かったり濃くなったりするのを見たことはありませんか。あの色の違いは何なのでしょう。単純な水分量だけでなく、そこに含まれる老廃物、代謝物の量によって、色が薄くなったり濃くなったりしているのです。

水分はたくさん排出しなくてはならないけれど、ナトリウムはあまり出せない＝色の薄い大量のおしっこ。あるいは尿素や尿酸は出さなければならないけれど、水分はあまり出せない＝色の濃い少量のおしっこ。

おしっこの量と色の濃淡には、腎臓の試行錯誤が現れていると言っていいでしょう。

▼水分の過不足で体はどうなる？

体の水分は多すぎても少なすぎてもよくありません。生命維持に必要な水分は決まっているので、それより多すぎれば排出し、少なすぎれば尿の量を減らして調整しています。

人の体は、水さえあれば1か月近く命をつなぐことが出来ると言います。しかし水が1滴も飲めないとしたら、数日で命の危機に直面します。最近は熱中症で命を落とす人が少なくありませんが、死因の主たる理由は脱水です。

もし水分が摂れない状況になったとして、体から水分が2％減っただけで、めまいや吐き気、頭痛等に襲われます。10％減少すると痙攣が起き、20％の損失で死に至る可能性が出てきます。

この〝水分〟の約12分の1が血液です。従って水分が減少するということは、血液が減少することにつながります。熱中症だけでなく脳梗塞、心筋梗塞など、重篤な血管障害の要因にもなります。

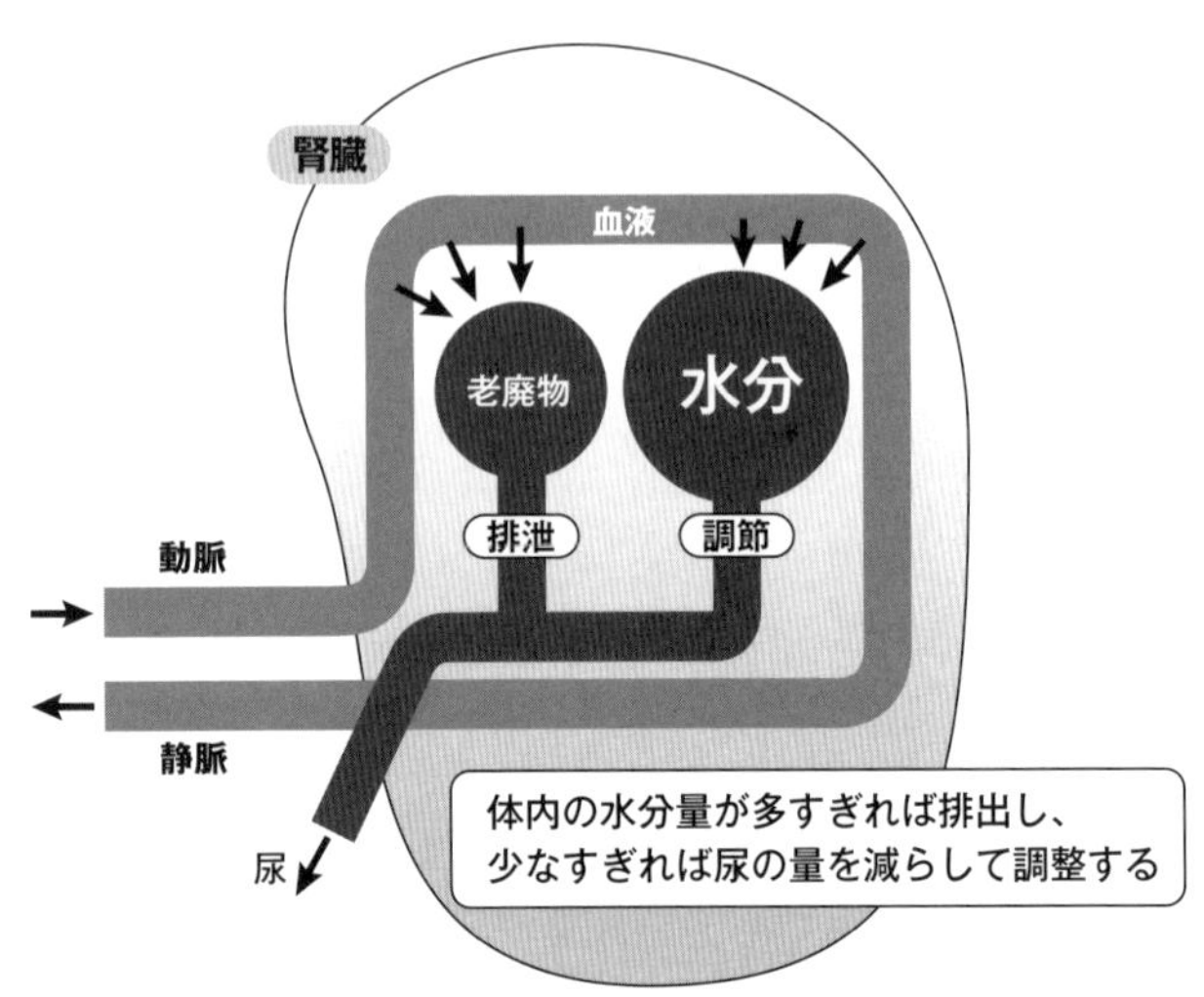

腎臓の水分調節が機能しなくなると…

水分が足りない 脳梗塞、心筋梗塞など、重篤な血管障害の要因に

水分が多すぎ 頭痛、疲労感、むくみ下痢などの水中毒症状

であればとにかく水分をたくさん摂ればいいのでしょうか。実は多すぎるのもよくありません。

一度に大量に水を飲むと、血液中のナトリウムなどの濃度が低下し、電解質のバランスが崩れてしまいます。これを希釈性低ナトリウム血症、あるいは水(みず)中毒と言います。

水中毒になると頭痛、疲労感、むくみ、下痢といった症状が起こり、重症化すると痙攣、意識障害、嘔吐、心不全といった症

状に至ることもあります。死亡例もあります。

こうした水分の過不足も腎臓がコントロールしており、「水が飲めない」、あるいは「水の飲みすぎ」といった極端な状況でない限り、体内の水分量はちょうどよい量に維持されています。

②電解質（イオン）の量を調整

さて、ここからが腎臓の働きの真骨頂です。

水分量と併せて腎臓が調整しているのが電解質、別名イオンです。電解質というと何事かと思いますがミネラルの一種です。ミネラルは微量金属とも言いますね。

ミネラルの中でも電解質は、水に溶けると電気を通す性質があります。水中では電気を帯びたイオンになり、様々な働きをしています。たとえば細胞の浸透圧を調節し、筋肉細胞や神経細胞の働きや情報伝達に関わるなど、身体にとって欠かせない役割を果たしています。

電解質は少なすぎても多すぎてもいけません。細胞や臓器が正常に働かなくなり、命に関わることがあります。

電解質の代表的なものはまずナトリウム。つまり塩です。汗も血もしょっぱいのはナトリウム＝塩が含まれているからです。

他にもカルシウム、マグネシウム、カリウム、亜鉛、リン、マンガン、銅、ヨウ素、クロム、セレンなどたくさんの種類が体内に存在しています。

これらのうち、骨の成分のカルシウムのようにかなりの量を占めているものもあれば、ごくごく微量で体を動かすために使われているものもあります。

例えばカリウムは、心臓を動かす筋肉の収縮に重要な働きをしています。亜鉛は細胞分裂を助ける栄養素です。多くのミネラルは、特に神経の情報伝達にとって欠かせない存在です。

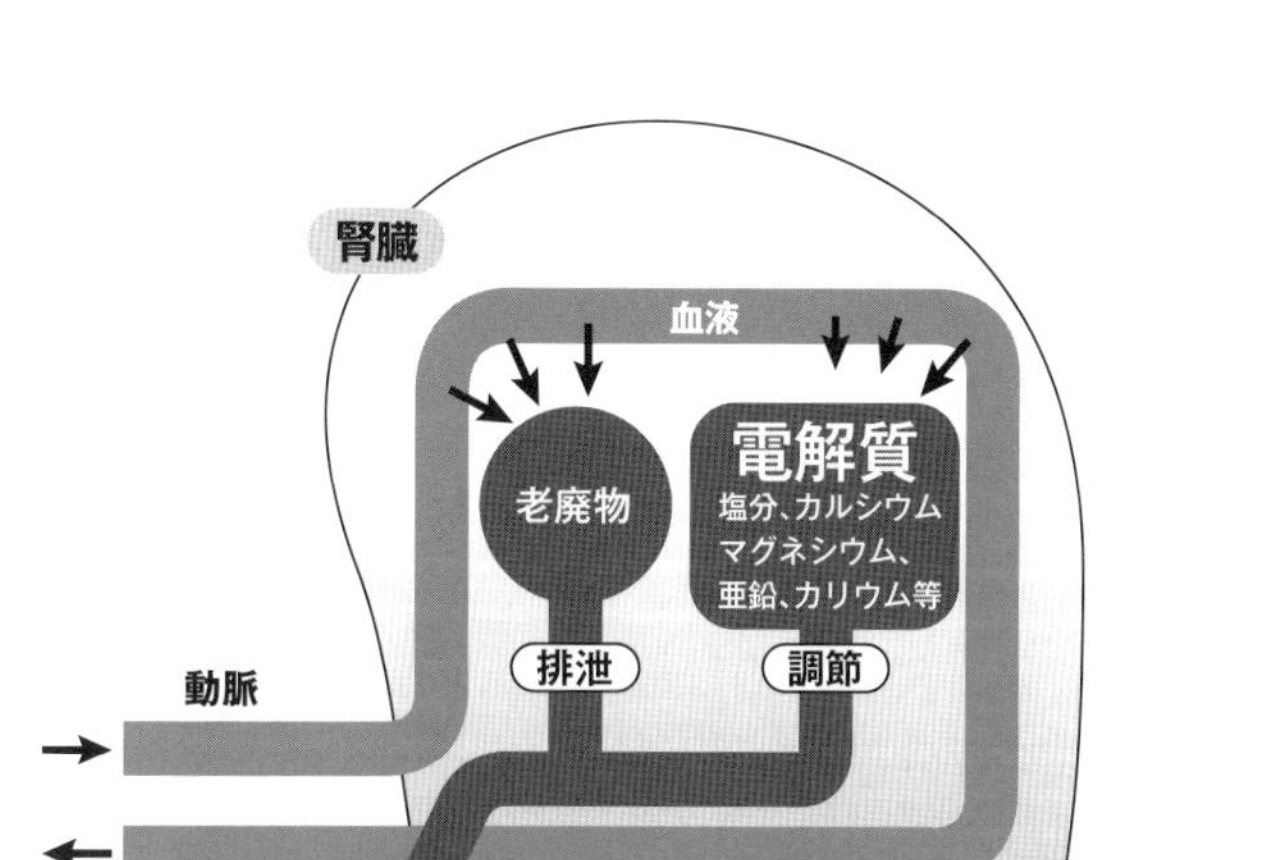

腎臓の電解質調整が機能しなくなると…

筋肉細胞や神経細胞の働きや情報伝達がうまく機能しなくなり、生命の維持に危険が及ぶ

▼塩分は不足しても危険

日本人は塩分を摂りすぎると言われています。1日の摂取目標は6gですが、多くの人はその倍以上摂取していると考えられています。

高血圧や胃がんなどの原因となるため、塩分の摂りすぎは確かに問題があります。しかし全く摂取しなければどうなるのでしょう。

ナトリウム（塩）は、身体の水分量や神経の情報伝達、筋肉の

収縮などに関わっています。もし塩分摂取ゼロであれば、体が動かせなくなってしまいます。

ただ我々は普段、ミネラル摂取の適量を意識して生活しているでしょうか。「カルシウムが何g必要」「マグネシウムが何g足りない」という具合に計って食事をしている人はおそらくいないでしょう。せいぜい「毎日ラーメン食べたら塩分摂りすぎだな」と控える程度です。

多種類のミネラルそれぞれの適度な摂取量を24時間チェックして取り入れ、多すぎる分は排出して調整してくれているのは腎臓です。

150ℓもの原尿の濾過の過程で、多すぎず少なすぎずのちょうどよい量に調整してくれているので、我々は呼吸をし、体を自由に動かし、働いたり、運動したり、眠ったりして生命を維持できているのです。

③血圧を調整する

▼血圧をコントロールしているのは心臓ではない？

血圧はたくさんの人が気にしている健康の指標です。「130を超えたら要注意」というコマーシャルに耳が痛いという方も多いことでしょう。では体の中で、血圧をコントロールしているのは何なのでしょう。

血圧とは、心臓というポンプがえいっと血液を送り出し、その血液が血管を内側から圧迫する力のことです。血圧が高い状態が続くと、傷めつけられた血管が劣化し、古いタイヤのようになって破れやすく、詰まりやすくなっていきます。

ということは、血圧をコントロールしているのは心臓なのでしょうか。

そうではありません。どのくらいの血液をどのくらいの力で送り出すのかという血圧を決めているのは、心臓ではなく腎臓なのです。

腎臓は24時間血液の状態を監視しているので、血液の流れにも敏感です。

血圧が高い時、腎臓はキニン、プロスタグランジンなどのホルモンを分泌します。

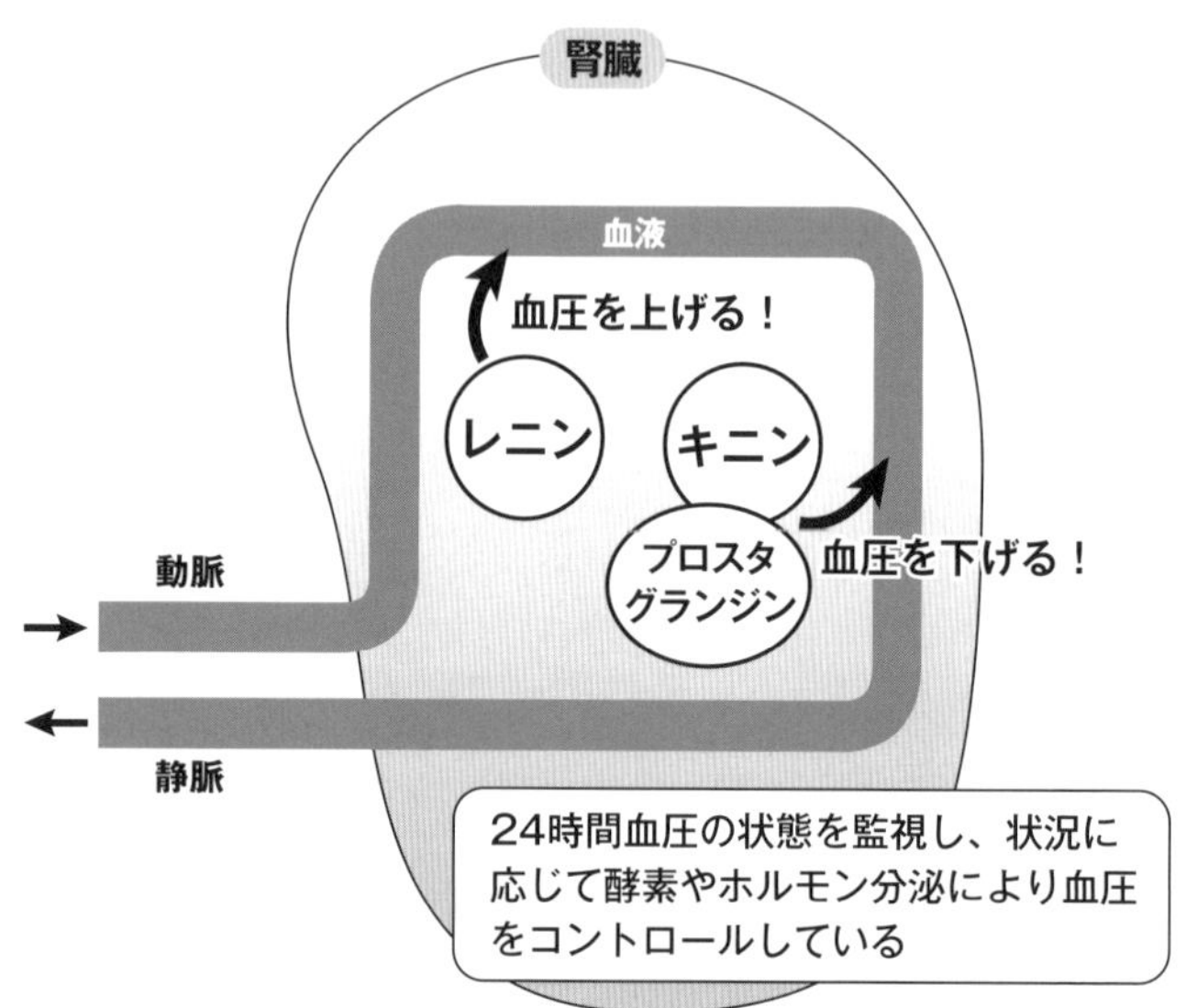

腎臓の血圧調整が機能しなくなると…

血管への負担によるさまざまな疾患のリスクが高くなる。
腎臓そのものへの悪影響も大きく、負のスパイラルへ。

これらの物質が血液に溶けて全身の血管に行き渡り、血管が拡張して血圧が下がります。また塩分と水分の排出量を増加させることでも血圧を下げます。

　また血圧が低い時、腎臓はレニンという酵素を分泌します。この物質は血液の中でアンジオテンシンというホルモンの働きを活発にし、血管を収縮させ、血圧を上げます。同時に塩分と水分の排出量を減少させることでも血圧を上げます。

▼ちょうどよい血圧が必要なのはなぜ?

我々は「血圧が高いとよくない」という一心で、塩分の量や生活習慣を気にしています。1日6gという厳しい塩分摂取目標も知っていて、そこまでは減らせないけれど、がんばって減らす努力はしています。それでもなかなか血圧が130以下にはならないのが悩みの種という人が多いのではないでしょうか。

しかしその一方で、血圧が低い状態が続くのも腎臓にとっては都合が悪いのです。老廃物や有毒な物質を血液から濾過して取り除くには、ある程度の血圧が必要です。充分な血圧がないと、血液を押し出して濾過する働きがうまく機能せず、除去したいものが残ってしまうのです。

そこで腎臓は、血圧が高ければ下げ、低ければ上げて、ちょうどよい血圧を維持しようと働いているのです。

④血液を作らせる

▼貧血を察知し造血ホルモン・エリスロポエチンを分泌

我々の体にとってなくてはならない血液。それが体のどこで作られているかご存知でしょうか。肺や心臓、あるいは腸などの消化器？

答えは骨髄です。背骨の中にやわらかいゼリー状の組織があって、そこで血液が作られています。固い骨の中で血液が作られているなんて不思議ですね。

骨髄には、赤血球や白血球などすべての血液細胞の根幹である造血幹細胞があります。ここで出来た血液が全身をめぐり、酸素や栄養成分を運び、二酸化炭素や老廃物を回収しているわけです。

血液（特に赤血球）が不足すると貧血になり、めまいがしたり、倦怠感や疲労感が起こります。この時、全身の細胞は運ばれてくる酸素が足りなくなって酸欠にもなっています。こうしたことが起こらないように、常に血液の状態をコントロールしているのが腎臓です。

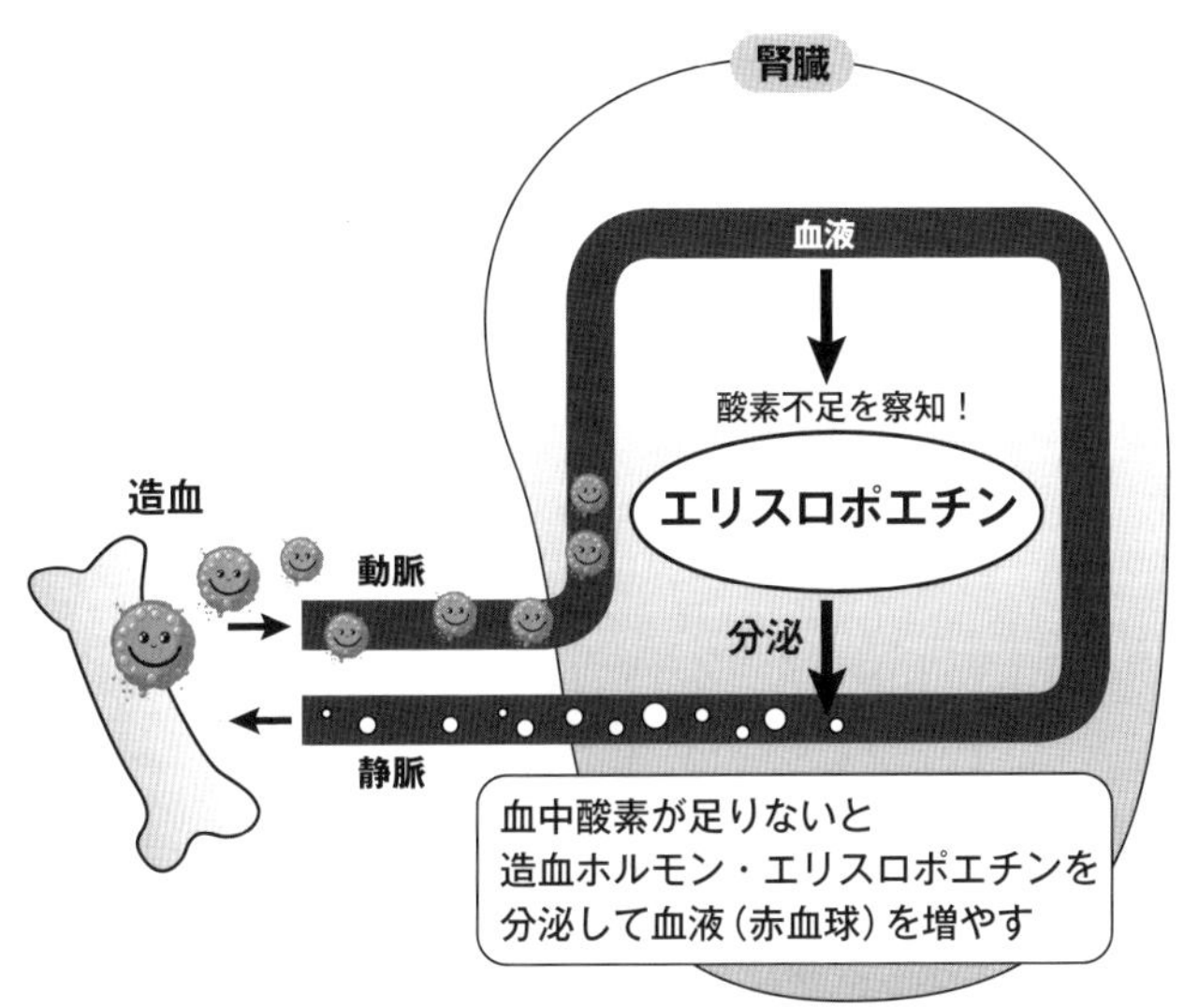

腎臓の造血指示が機能しなくなると…

貧血になり、めまいがしたり、倦怠感や疲労感の原因に！

腎臓には、血液中の酸素の状態を感知するセンサーがあります。このセンサーが血中酸素が足りないのを感知すると、エリスロポエチンというホルモンを分泌します。

エリスロポエチンは、骨の中にある骨髄に作用して、血液をつくるよう指示を出しているのです。

▼アスリートは腎臓を鍛えている？

陸上競技や水泳のアスリートが、空気の薄い山で高地トレーニングをするのをご存知でしょうか。よく「心肺機能を高めるため…」と解説されますが、あれはちょっと違います。彼らが鍛えているのは腎臓です。

登山をする人ならご存知のように、高い山の上は酸素が薄いですね。きちんと休憩を取りながら、時間をかけて登らないと高山病になってしまいます。そんなところでハードな運動をすると、たちまち酸欠状態になってしまいます。

すると腎臓がそれを察知して前述の造血ホルモン・エリスロポエチンを産生し、骨髄に「血液（赤血球）を作れ」と指令を出します。こうして骨髄がたくさん（酸素を運ぶ）赤血球を作るようになり、酸欠が解消されるという理屈です。

こうしたトレーニングを経ることで、次第に高地でなくてもハードな運動時に腎臓がスムーズに対応し、血液（赤血球）がたくさん作られます。すみやかに酸素が供給されて、高い運動能力を発揮することが出来るという理屈です。

肺はせっせと呼吸して酸素を吸い込み、心臓は血液をせっせと送り出します。けれども腎臓が血液（赤血球）を作らせなければ、酸素は全身に届きません。

酸素の欠乏を察知して、酸素を運ぶ血液を作らせているのは腎臓なのです。

⑤骨を丈夫にする

▼カルシウムの吸収をよくする

ビタミンDは骨を丈夫にすることで知られる栄養素です。干しシイタケやキクラゲ、しらす干し等に豊富に含まれていますが、そのままでは働くことはできません。

腎臓は、尿細管という組織で酵素を作り、ビタミンDを活性型ビタミンDというホルモンに作り替えます。この活性型ビタミンDが、腸からのカルシウム吸収を高め、骨にカルシウムが定着するのを助けて丈夫にするのです。

カルシウムはとても吸収されにくい栄養素で、せっかくカルシウムがたっぷりある食べ物を食べても、含まれるカルシウムの20～30％しか吸収できないとされています。その吸収率をあげてくれるのが、腎臓が作り替えた活性型ビタミンDです。

骨はとても硬いので、材木やコンクリートのように変化していないように見えますが、実際は新陳代謝を繰り返しながら、常に生まれ変わっています。新陳代謝がスムーズに行われるためにも、活性型ビタミンDは重要なのです。

▼年を取ってからのＱＯＬの要は骨

骨は年を取るにつれてだんだん弱くなっていきます。これは骨という物質の経年劣化というより、新陳代謝がうまく出来なくなるためです。

骨の新陳代謝とは、古い骨を壊し、新しい骨を作ることです。しかし新しい骨の材料であるカルシウムの吸収がうまくいかなくなると、新しい骨を作ることが出来ません。

そうなると骨がスカスカになり、骨折しやすくなります。特に女性は閉経後、急速

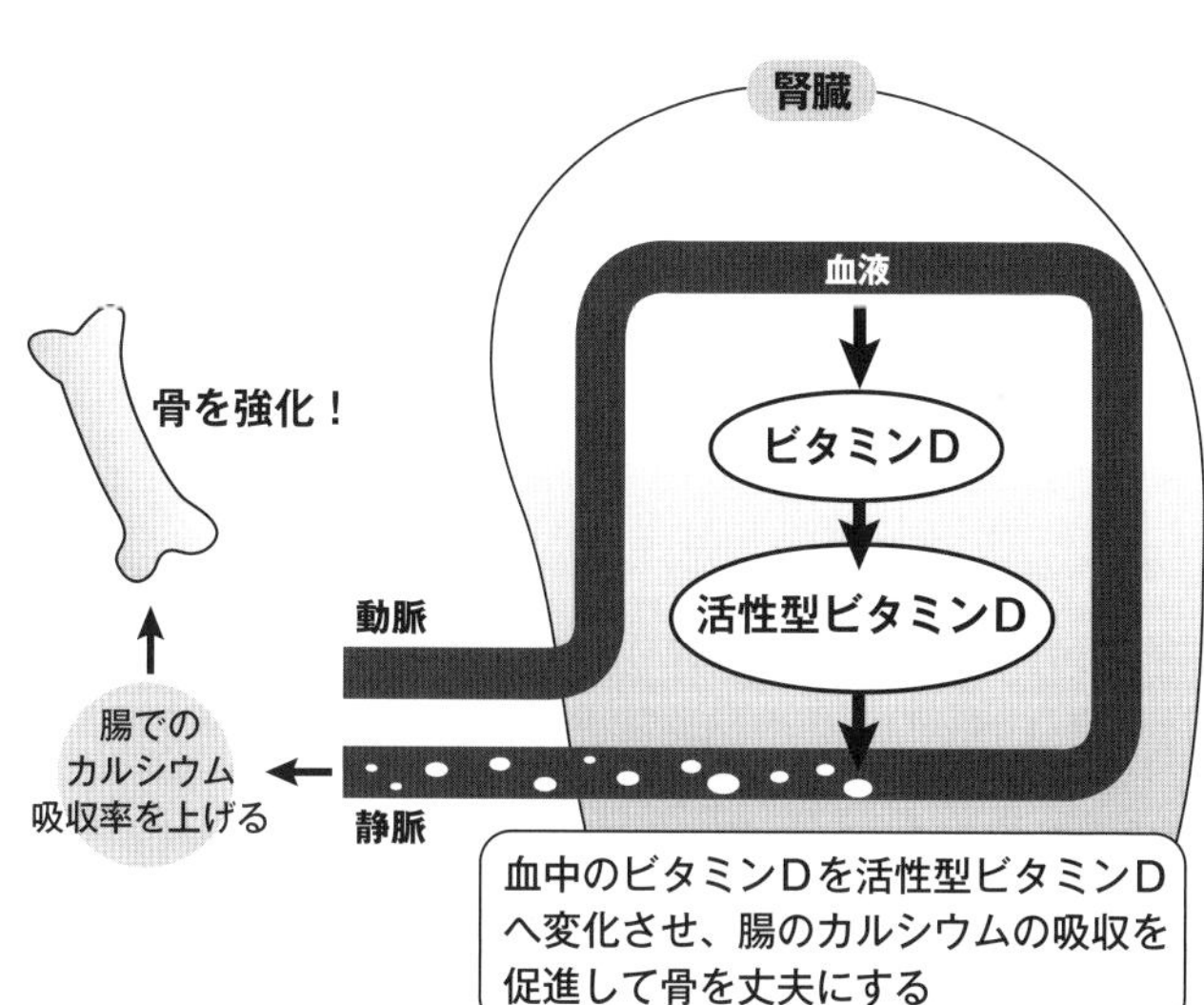

腎臓が機能しなくなると…

カルシウムの吸収率が下がり、骨の新陳代謝が衰える。
骨粗鬆症による骨折、圧迫骨折、寝たきりなどの原因に…

に骨密度が減少し、骨粗鬆症になる人が増えていきます。

昔はこうした骨のしくみがわかっていなかったので、年を取ると腰が曲がって杖を突くのは仕方ないと考えられていました。腰が曲がるのは、骨粗鬆症で背骨が圧迫骨折を起こして曲がっているのです。

さすがに最近は医学の知識や健康法が広まり、昔のように腰が曲がっている人は少なくなりました。それでも年をとってから転倒すると簡単に骨折し、それをきっかけに寝たきりになってしまう人は少なくありません。

骨の健康は、年を取ってからの生活の質（ＱＯＬ）の要です。いくら長生きしても、寝たきりではあまり幸せとは言えないのではないでしょうか。

腎臓はこうした加齢に伴う変化をキャッチし、骨の健康維持のために働いてくれているのです。

⑥血液を弱アルカリ性に保つ

▼血液が酸性だと危険

「血液が酸性になると健康によくない」という話を聞いたことはないでしょうか。大抵は、その後「体をアルカリ性にするために野菜をたくさん食べましょう」とか「アルカリ性にするビタミン剤やミネラルを」といった話になるものです。

しかし本当に血液が酸性になっていたら、野菜を食べている場合ではありません。

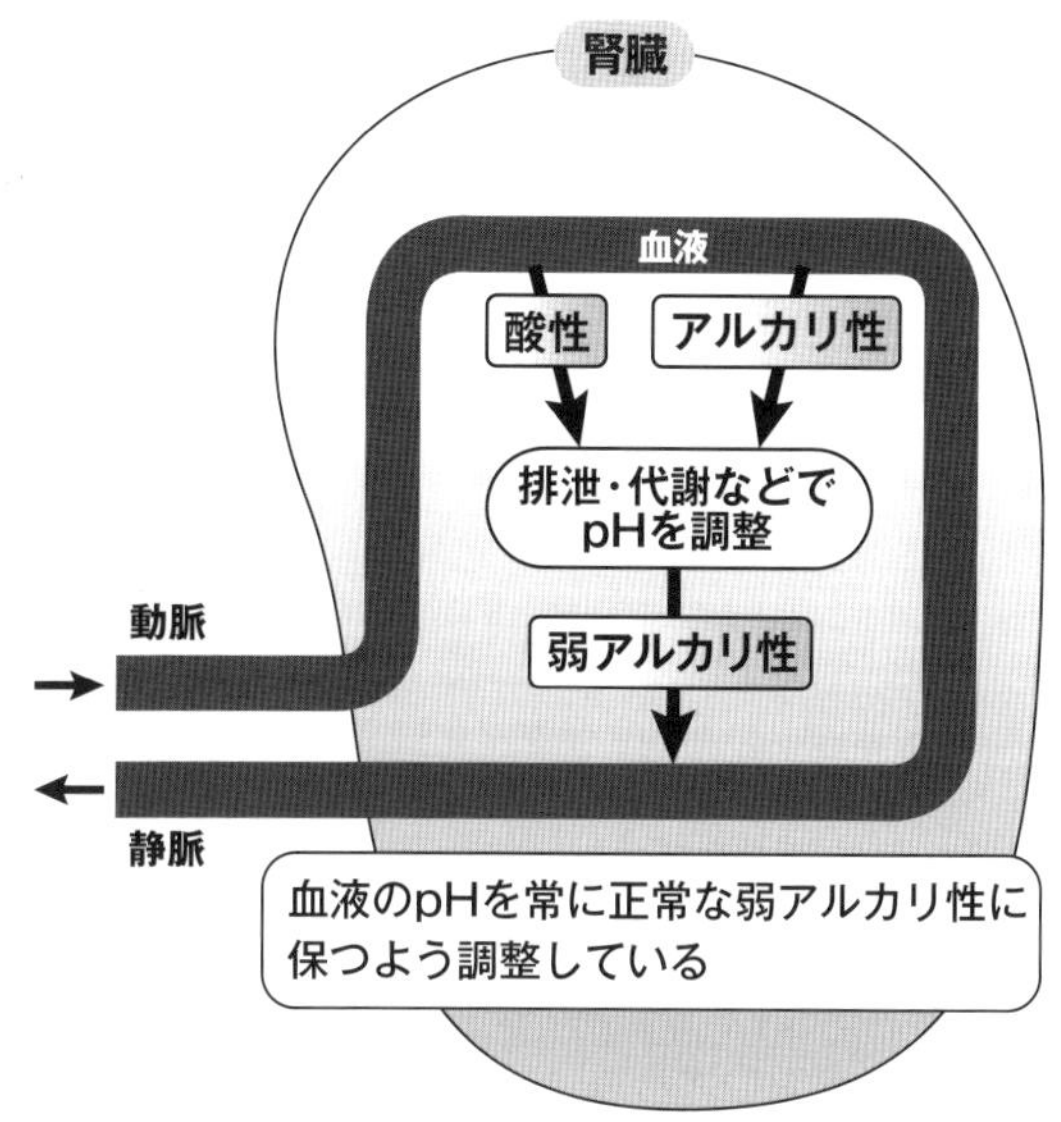

腎臓のpH調整が機能しなくなると…

血液が酸性やアルカリ性に傾きすぎると、健康に悪いどころか命の危険にさらされることも！

嘔吐、頭痛、錯乱、呼吸困難、痙攣、最悪の場合、心停止といった重症の状態（アシドーシス）であり、命の危険が差し迫っています。

安心して頂きたいのですが、血液はそう簡単には酸性にはなりません。ハンバーガーばかり食べていても、飲みすぎて二日酔いの日が多くても、血液（体液全体も）は大体pH7・4程度。中性に近い弱アルカリ性です。その状態を、腎臓がきちんと働いて維持してくれるからです。

▼酸を排出して弱アルカリ性を保つ

我々の体は、生きていくために様々な栄養素を必要とします。例えばエネルギーのもとになる糖質、体を作るたんぱく質や脂質、他にもビタミンや食物繊維などがそれです。毎日これらの栄養を食品で摂取していますが、こうした栄養成分が、すべて我々の体にとって有益とは限りません。生きるためには大切な栄養素ですが、その代謝に伴なって、使い道のない大量の酸が出来てしまいます。

この〝酸〟とは、本章のはじめで述べた老廃物です。例えばアンモニア、クレアチニン、尿素、尿酸など。これらは血液が回収して腎臓に運び込み、処分されるものです。

腎臓がそれらの老廃物を処分する方法はいくつもありますが、代表的なのは尿として排出することです。あるいは血液で再吸収し、肺から二酸化炭素として排出します。あるいは腎臓で重炭酸イオンと呼ばれる物質に吸収され、炭酸になることでアルカリ性を保ちます。酸性だったものに化学変化を起こしてアルカリ性にするわけです。

この場合は酸を中和し、体の弱アルカリ性に近づけるので問題はありません。

その一方、酸性だけでなく強いアルカリ性（アルカローシス）になるのも危険です。例えば食中毒などで嘔吐が続いて酸性の胃液が大量に失われたり、過呼吸で酸素が足りなくなったりすると、血液はアルカリ性に傾きます。この場合も腎臓が、アルカリ性の原因物質を代謝して、正常な状態に近づけてくれます。

繰り返しますが、血液は正常な状態では中性に近い弱アルカリ性です。血液が酸性、アルカリ性に大きく傾いた時に調整し、本来の弱アルカリ性にしているのが腎臓というわけです。

腎臓は内臓ネットワークの司令塔

ここまでご紹介した腎臓の働きをまとめてみましょう。

まず水分やミネラルの量を調整する。骨髄に血液を作らせ、酸素を運ばせる。血管に働きかけて血圧を調整する。さらに骨を丈夫にして骨折を防ぐ。血液の酸性・アルカリ性のバランスをとる等々。とても1つの臓器（2つありますが）がやっている仕事量とは思えないほどです。腎臓は、他のどんな臓器にも真似できない八面六臂の働きをしています。

ただ腎臓が、単独でこうした判断をしているわけではありません。腎臓は、全身の様々な臓器からメッセージを受け取って、それに基づいて必要な臓器や組織に指令を送り、連携しながら仕事をしているのです。

例えば長時間ランニングしている人の心臓から、「疲れた」というメッセージが送られたとします。すると腎臓は血液を濾過する過程で、塩分の吸収を控えるようになります。余った塩は尿に送り、体外に排出します。血液から塩分が減ると血液全体の量が減り、血圧が下がります。すると心臓の負担が減ります。

あるいは登山をしている人。山が高くなるにつれて、だんだん酸素が薄くなっていきます。すると腎臓は骨髄に指令を送り、血液（赤血球）を作らせます。酸素を運ぶ赤血球が増え、体の酸素が増えて楽になっていきます。

他にも骨と腎臓、心臓と腎臓、肺と腎臓、肝臓と腎臓など、多くの臓器が腎臓とつながり、情報のやりとりをしながら働いていることがわかってきました。
腎臓はこれら多くの臓器のネットワークの要であり、それぞれが最適の仕事をするための司令塔というわけです。

なぜ150ℓも循環させなければならないか

本章の冒頭で、「腎臓は150ℓもの原尿を濾過し、1・5ℓの尿を排泄している」と紹介しました。血液から作られる原尿が何度も腎臓を循環することから、合計で150ℓになっていることはご理解いただけたでしょう。

しかし150ℓの原尿の1％の1・5ℓを捨てるために、99％を再吸収するのはどうしてなのでしょう。もっと効率よく必要な成分を吸収できれば、大量の原尿を循環させなくてもよいのではないでしょうか。その理由についても、ここで少し述べさせてください。

この一見無駄に見える大量の循環は、人類と哺乳類の進化の過程が生んだ必然であったと考えられています。人類を含むあらゆる動物は、太古の時代、すべて海に棲む水生生物でした。その一部が進化の過程で陸に上がり、エラ呼吸を肺呼吸に変えて地上生活に適応していきました。はじめは水陸両用の両生類。やがて地を這う爬虫類、陸上を走る哺乳類、空を飛ぶ鳥類、と増えていき、それぞれが環境に適応した体を作り上げていったわけです。

生物が海から陸に上がったとき、変化したのは呼吸だけはありませんでした。問題は水分と塩分です。それまで塩分濃度の高い海に暮らしていたので、陸上で体の塩分をどう調整するかという問題が発生したのです。そこで大きく進化したのが腎臓です。濃い塩水の中で暮らしていた生物にとって、地上は塩分などのミネラルと水分が圧倒的に足りません。不足する水分をなるべく逃さないようにして、少ないミネラルを無駄にしないように有効活用し、かつ老廃物は必ず捨てなければならない。そのための150ℓもの原尿の循環であり、それが出来る腎臓を獲得したのです。

水分や塩分は一定の量が必要とは言っても、汗をかいて水分も塩分も足りない時もあれば、水分や塩分を取りすぎてむくんでいる時もあります。そんな時は原尿の99％ではなく98％を再吸収し、2％を排泄することも出来ます。この1％、2％という量を、その都度最適な量に調整するためには、たくさん水分を循環させた方がいい。大量の循環は、体に最も適した状態を維持するために微調整が必要だからだと考えられています。それを可能にしたのが腎臓です。海から陸へ。その環境の大変化を克服し、体の恒常性（ホメオスタシス）を確立したのは、腎臓の大進化があったからなのです。

腎臓が寿命を決める？

あらゆる臓器の中でも腎臓はきわめて中心的な仕事をしています。昨今の研究でわかったことなども多く、腎臓に対する評価はうなぎ上りです。

血液をしっかり管理して、その時に体にとって必要な電解質の量を調整していることとは既に述べました。塩（ナトリウム）が足りなければ尿への塩の排出を控え、骨のカルシウムが足りなければ活性型ビタミンDをせっせと作って補給する。酸素が足りなければ骨髄に命じて赤血球を作らせる。多くの臓器からのメッセージを常に聞きながら、最適の対応をしている。これは他のどの臓器にもできない働きです。

さらに最近わかってきた腎臓のすごい働きがあります。それは電解質の1つである「リン」を腎臓が調整している、ということです。

「リン」は、普段はほとんど注目されない物質です。ところが「リン」が体内にどれくらい存在するかによって、我々は健康長寿が達成できるか、それとも短命かが決まってくることがわかってきたのです。

動物の寿命は体の大きさで決まる？

余談かもしれませんが雑学から1つご紹介させてください。

動物の寿命は、おおよそ体の大きさで決まります。例えばネズミの寿命は3年、ウサギは10年、キリンは30年、ゾウは70年といったところです。海の生物で言うとクジラは総じて長生きで、巨大なシロナガスクジラは100年以上も生きると言われています。

では人間はどうでしょう。体の大きさで言えばゾウよりキリンよりずっと小さい。けれども寿命は70年以上。今ほど医学が進歩していなかった戦国時代でさえ「人生50年」と言われていたので、動物界の中ではずば抜けて長寿です。

特に日本人は長生きで、平均寿命は男女ともに80歳以上、100歳以上の百寿者は今や9万人を数えます。

なぜ人間は例外的に長生きなのでしょうか。その秘密は「リン」というミネラル（電解質）のコントロール機能にあるのではないか、というのが最近の学説です。

「リン」の過不足を調整する腎臓

「リン」は骨や歯を作る大切な成分で、我々の体にもカルシウムに次いで多く存在するミネラルです。多くはカルシウムと結びついてリン酸カルシウムという物質となり、頑丈な骨を形成しています。他にもたんぱく質や脂質と結合して細胞膜を作ったり、エネルギーの発生に関わったりしています。地味な印象ですが、色々な役割をはたす働き者です。

「リン」は色々な食品に含まれているので、意識しなくても誰もがしっかり摂取できており、不足する事はまずありません。食品添加物にも多く含まれる栄養素なので、インスタント食品や加工食品をよく食べる人はむしろ摂りすぎている場合もあるでしょう。

そこで腎臓です。この優れた血液の監督官は、体内の「リン」の過不足にも敏感に反応し、「リン」が多すぎる場合は、尿としてすみやかに排出してくれます。

多すぎると老化を進める「リン」

体にとって大切で有能な「リン」ですが、多すぎるとよくありません。

過剰な量の「リン」は体の老化を加速させる原因になることがわかっています。

まず血液中の「リン」の濃度が高くなると、骨以外の場所でもカルシウムと結びつきリン酸カルシウムになります。リン酸カルシウムは、たんぱく質と結合すると毒性のあるＣＰＰ(calciprotein particles)という物質になり、血管にへばりついて炎症を起こしたり、石灰化を招いたりします。血管の石灰化は、非常にタチの悪い動脈硬化につながっていくのです。

「人は血管から老いる」という言葉をご存知でしょうか。

動脈硬化を起こした血管は硬くもろくなり、全身の細胞に酸素や栄養素を運ぶ働きも低下し、老廃物の回収も滞るようになります。老化現象はこうして進んでいくということがわかります。

動脈硬化が進行すると、心臓や脳の血管も硬くもろくなり、詰まったり破れたりして心筋梗塞や脳卒中を起こしやすくなります。

腎臓は、老化を引き起こす「リン」の過不足や状態にも敏感です。多すぎる「リン」は腎臓でシャットアウトし、尿と一緒に排出してくれるのです。つまり腎臓が、「リン」の量をコントロールして、病的な老化を食い止めているということになります。

話を戻します。

多くの動物の中で、それほど体の大きくない人間が、なぜ80年、90年と長生き出来るのか。それは人間が、並外れて優れた腎臓を持っていて、上手に「リン」のコントロールをしているから、というわけです。

先ほどの動物の寿命と血液中の「リン」の量を比較すると、人間のリンの量は最も少ないことから、長寿になったということがわかります。

もちろん「リン」が全く不用だというのではありません。大切ではあるけれど、多すぎると害になる。それがわかっているから、腎臓がしっかりコントロールしてくれているわけですね。そのおかげで人間は長寿であるということです。

「腎臓が寿命を決める」というのは、「リン」のコントロールが出来るからなのです。

腎臓の最強の敵「リン」の脅威

「リン」がカルシウムと結びついたＣＰＰ。このたちの悪い物質が血管の石灰化をまねき、動脈硬化を引き起こすことはご理解いただけたと思います。多すぎる「リン」は、血管にとって最悪の物質になるわけです。

ということは、血管が無数に通っている腎臓にとっても、ＣＰＰは非常に困った物質であると言えるでしょう。

たくさんのＣＰＰが血液に乗って流れてくると、腎臓はこれを尿に混ぜて排出しようとします。

しかしその過程で、腎臓はＣＰＰの毒にずっと晒され続けることになります。腎臓の組織がそれで傷つくと、今度はＣＰＰの処理能力が低下。腎臓の血管の動脈硬化が進んでしまいます。ＣＰＰの処理、腎臓のダメージ、処理能力低下、さらなる腎臓のダメージ。この悪循環が慢性腎臓病の大きな原因になるのです。

「リン」は現代人にとって、摂りすぎ傾向になっている栄養素です。そう認識し、くれ

ぐれも摂りすぎないこと。特に加工食品や添加物の多いインスタント食品は、あまり
食べすぎないようにしましょう。

第2章

慢性腎臓病（CKD）とその諸症状

体内環境と恒常性を維持する驚異の臓器

第1章でご紹介したように、腎臓はおしっこを作るだけの地味な臓器ではありません。老廃物を廃棄し、血圧をコントロールし、血液と体液の量と成分を調整し、血液を作らせ、ミネラルの量を計測して調整し、骨の健康と維持も司っています。

近年の研究で、全身のあらゆる臓器や組織が腎臓に頼り、助けられ、その指示をもとに働いている事がわかってきました。しかも24時間、365日休みなくです。とても握りこぶし大の臓器がやってのける仕事量とは思えません。

裏を返せば、そのくらい我々人間の生命は繊細で複雑なしくみで動き、維持されている事がわかります。塩分や水分がちょっと多いだけでバランスが狂い、放っておけば様々な機能が損なわれ、命に関わる不調をまねきかねません。

その繊細で複雑なしくみが常に一定である事が「恒常性」というものであり、それを守っているのが腎臓という小さな臓器というわけです。

我々はふだんの生活で、塩分の多すぎる食事をとったり、アルコールを飲みすぎたり、野菜や果物をまったく食べなかったり、そうかと思えば3ℓも4ℓも水を飲んだりと不摂生をすることがあります。にもかかわらず、一晩経てば何事もなかったかのように仕事をし、学業にいそしみ、家族と楽しい時をすごしています。

そうした事が出来るのも、体内で水分や塩分、ミネラルの過不足を調整し、血圧や血液を調整して常に一定の環境に整えてくれる腎臓のおかげなのです。

腎臓が他のどんな臓器と似ているかと言えば、それは脳です。全身の臓器に指令を送り、逆に全身から多種多彩な情報をもらう。生命維持の情報ネットワークの要にあるような臓器、それが腎臓なのです。

黙って壊れていく沈黙の臓器

多くの仕事を抱え、どんな無理難題もこなしてしまう。しかも一切愚痴をこぼさない。壊れる直前まで頑張り続ける。一昔前の日本的な美徳にあふれた臓器ですが、その我慢強さ、忍耐強さが最大の欠点でもあります。

ご存知のように、大量の仕事をこなす臓器の仲間に肝臓があります。こちらは腎臓よりはるかに大きく、仕事の多さから化学工場にたとえられます。そしてかなり弱っていても自覚症状がありません。それゆえに腎臓同様「沈黙の臓器」と言われています。ただし肝臓は、かなり傷んでも再生します。肝臓がんで7割を切除しても、2週間で再生するという驚異的な再生力がある臓器です。

しかし、同じ「沈黙の臓器」でも腎臓はそうはいきません。再生力はきわめて弱く、糸球体が壊れると、壊れた箇所はもはや元には戻らないとされています。

腎臓の要である糸球体は、我々が生まれた時には200万個あります。それが高血圧や動脈硬化等の不調で数を減らしていきます。最終的に機能する糸球体の数が1割程度になれば末期腎不全となり、人工透析による代替医療に頼らざるをえません。

従って腎臓の不調は、出来るだけ早い時期、全く無症状の状態で発見し、手遅れにならないうちに悪化を食い止める治療を開始しなければならないのです。

健康長寿の国？ 人工透析大国？

健康的な食事と長寿の国のイメージがある日本ですが、実は世界有数の人工透析大国です。

日本透析医学会の統計調査によると、血液透析患者数は２０１７年末の時点で32万人以上。人口比率で見ると日本人の３８０人に１人が人工透析を受けている計算になります。

誰もが知人、友人、親類縁者を少し思い出してみると、１人くらいは透析を受けている人がいるな、という感じではないでしょうか。

参考までに紹介すると、人口比で一番多いのは台湾で、次が日本。３位以下はシンガポール、タイ、アメリカ、韓国、マレーシア、ポルトガルと続きます。ただ3位以降はあまり差がなく、台湾と日本が突出している状態です。このことは、国としてはあまり自慢出来ることではありません。

医学研究や医療技術において日本は優れている。これは確かです。しかも国民皆保険です。これも世界に誇れる医療制度です。だから人工透析を信頼して治療を開始する人がたくさんいるのでしょう。

腎臓病の患者が多いのは先進国共通で、高齢化が原因です。日本の透析患者が他の先進国より多いのは、腎臓移植があまり受け入れられていない点も原因の1つです。医療と制度の充実があって、だから人工透析を導入する患者さんが多いのです。

なぜ「慢性腎臓病（CKD）」なのか

「慢性腎臓病は日本人成人の8人に1人」。テレビや新聞で、こうした広告をよく目にするようになりました。

腎不全とかネフローゼなら聞いたことがあるけれど、慢性腎臓病って何だろう、と不思議に思った人が多いのではないでしょうか。

しかも8人に1人。数にして1330万人！　とんでもない数です。さらにCKD＝

Chronic Kidney Disease などという横文字まで登場しました。

新しい病気なのでしょうか。どうやらそうでもなさそうです。

慢性腎臓病（ＣＫＤ）とは、珍しい病気でも新しい病気でもありません。昔からある様々な腎臓病の中で、慢性的に長い経過をたどる病気をすべてひっくるめて慢性腎臓病（ＣＫＤ）と総称するようになったのです。

慢性腎臓病（ＣＫＤ）は、具体的には糖尿病性腎症をはじめとする慢性糸球体腎炎、腎硬化症などの複数の病気なのですが、どの病気も、血圧や血糖値の管理や減塩指導等の治療などは原則的に同じです。

これらの共通項の多い病気をひっくるめて、全国のあらゆる医療機関が一律に対応することで、より効果的で効率的な腎臓病対策につながると国が考えたというわけです。

慢性腎臓病（ＣＫＤ）の諸症状

ここであらためて慢性腎臓病（ＣＫＤ）について説明しておきます。既に検査を受けてご自身の病状や検査結果についてわかっておられる方は、読み飛ばして次の項目に進んでください。

まず慢性腎臓病（ＣＫＤ）の定義を記します。

①尿の異常、画像診断、血液検査、腎生検などの病理検査で腎障害の存在が明らかである。特に０・15㎎／g・Ｃｒｅ以上のたんぱく尿、30㎎／g・Ｃｒｅ以上のアルブミン尿。

②推定のＧＦＲ数値が60㎖／㎜／１・73㎡以下であること。

①、②のいずれか、または両方が３か月以上持続していることで、慢性腎臓病（ＣＫ

Ｄ）と診断されます。（国立循環器病研究センターのホームページから）

慢性腎臓病（ＣＫＤ）には、３大疾患と呼ばれる代表的な腎臓病があります。それは糖尿病性腎症、慢性糸球体腎炎、腎硬化症の３つです。

他にも慢性的に病状が続く腎臓病は、すべて慢性腎臓病（ＣＫＤ）と総称されます。

慢性腎臓病（ＣＫＤ）は、はじめは自覚症状がほとんどありません。進行するとだるさ、むくみ、頭痛などの症状が現れます。

糖尿病、高血圧の人は、特に危険性が高いのは誰もがご存知だと思います。これらの病気で治療や定期的な通院をしていれば、必ず医師から検査を進められるので、早期発見につながります。

慢性腎臓病（CKD）の合併症

慢性腎臓病（ＣＫＤ）は、時間をかけて腎臓の組織が傷つき、腎機能が低下していく病気です。そのため、本来の腎臓の働きである老廃物の排出や水分を調整する働きが低下し、全身の血管も弱っていきます。

腎臓病なので、どうしても人工透析になる心配が真っ先に浮かびますが、それだけではありません。血管が弱って高血圧が進むと動脈硬化も進行し、脳卒中、心臓病、認知症などのリスクも高くなります。

こうした病気は、ほとんど自覚症状がないまま進行するので、気がついたら人工透析、気がついたら脳梗塞、気がついたら認知症という事が決して珍しくありません。

慢性腎臓病（CKD）の3大疾患

①糖尿病性腎症

▼糖が血管を傷つけ糸球体で炎症を起こす

糖尿病性腎症は、慢性腎臓病の代表的な病気です。現在のところ人工透析になる人の4割がこの病気であり、あらゆる病気の中で一番多くなっています。

糖尿病は血糖値が高くなる病気なのに、なぜ腎臓が悪くなるのでしょうか。

まず血糖値の血糖とは、我々がふだん食事をした時に得られる栄養素のブドウ糖が、体に吸収されて血液中に出てきたものです。

ブドウ糖はエネルギー源として最も重要な栄養素であり、全身の細胞に取り込まれて利用されています。呼吸をしたり、歩いたり、仕事をしたり、あるいは考えたりといった様々な活動のエネルギーのもとは主にブドウ糖です。

この糖が細胞に取り込まれるために、インスリンというホルモンが分泌され使われています。

ところが何らかの原因でインスリンが足りない、あるいは量はあってもうまく効かないと、糖が細胞に吸収されずダブつき、血液中に漂い続けてしまいます。このような状態が続くのが糖尿病です。

ダブついた糖は腎臓にも届き、その糸球体を傷つけ炎症を起こすので、次第に血液の濾過がうまくいかなくなってしまいます。これが糖尿病に端を発する糖尿病性腎症です。

▼人工透析になる人が最多

正常な糸球体では、血液中のたんぱくなどが漏れ出ないようになっています。腎症で糸球体が傷つくとたんぱくが漏れ出すので、たんぱく尿となるわけです。

たんぱく尿ははじめはごく少量です。尿検査でごく少量のたんぱくが出ているうちは、治療によって回復する可能性があります。たんぱくが継続して出るようになると、腎症の進行を止めるのは難しくなります。

糖尿病性腎症は、アルブミンが検出されない第1期から、進行して透析療法中の第5期まで、5段階に分けて考えられています。早期腎症と言われる第2期までに治療を開始すれば、腎臓は正常な状態にまで戻る可能性があるとされます。無症状の時に検査を受けることが重要なのはそういうわけです。

▼糖尿病は〝糖〟が牙をむく病気

ちなみに糖尿病性腎症は、糖尿病性というくらいなので糖尿病の合併症の1つです。ほかに糖尿病性網膜症、糖尿病性神経障害があり、糖尿病性腎症と併せて3大合併症と言われています。いずれも高血糖によって血管が傷ついて動脈硬化を起こし、血流が悪くなったり血管そのものが傷ついたりして発症する血管障害でもあります。

我々が生きるためになくてはならない〝糖〟が、なぜ血管を傷つけるのでしょう。〝糖〟が一種の毒のように血管に作用し、正常な生体反応を壊してしまう、という説があります。あるいは〝糖〟がある種のたんぱく質と結びついてAGEとなって、これが酸化ストレスとなって血管を傷つけるという説もあります。

いずれにしても〝糖〟が牙をむき、血管を内側から傷つけているのは間違いありません。これらの現象をグルコース・スパイク（糖の一撃）と呼んで、糖摂取コントロールの重要性が呼びかけられています。ともかく、〝糖〟が多すぎ、また血糖値の変動が大きい人の方が、動脈硬化が進みやすいのは事実です。

先に述べたように、このことは腎臓においても同じです。糖尿病性腎臓は、まさにこの困った〝糖〟が糸球体の血管を傷めつける病気です。

糖尿病は、定期的に通院して治療をしていれば、必ず合併症のチェックがあります。血液検査や眼科の検査を受けて異常があれば、早い段階で合併症の発症を食い止めることができ、糖尿病性腎症も防げるのです。

腎臓病も糖尿病も、かなり進行しないと自覚症状は現れません。無症状のうちに発見するには、やはり定期的な健康診断が欠かせません。

▼治療の基本は血糖コントロール

糖尿病性腎症の治療に関しては、おおもとの糖尿病の治療が主体となります。

糖尿病なので基本は血糖コントロールです。医療機関でご本人の血糖値やBMI、ふだんの生活や運動量などから1日の摂取カロリーを決めて、何をどのように食べるかの指導があるでしょう。目標の血糖値も決まります。

病状によりますが、腎症がある程度進んでいる場合は、食事療法にたんぱく質や塩分、カリウムなどの制限が加わります。

腎臓が弱っていると、本来腎臓で濾過して尿にして排出するべき老廃物や尿毒素が残り、再び血液に混ざって体を循環してしまいます。そうしたものが体に沈着し、顔色が黒っぽくなる人もいます。

いわゆる腎臓病食は、ごく早期であればたんぱく質を制限することはありません。しかしある程度進行すると、たんぱくだけでなくカリウム、塩分の制限が入ります。カリウムの制限が加わると、調理の上でも野菜をゆでこぼすなど、とても手間がかかります。場合によってはご家族に負担をかけるかもしれません。

ですので糖尿病性腎症にしても他の腎臓病であっても、早期に発見して治すことが理想なのです。

食事療法に関しては、それぞれの疾患の説明の後で触れたいと思います。

②慢性糸球体腎炎

▼難病指定の自己免疫疾患

慢性腎臓病（ＣＫＤ）の３大疾患の２つ目は、慢性糸球体腎炎です。人工透析になる人の４人に１人がこの病気です。

文字通り慢性的に糸球体が炎症を起こしている病気で、単独の病気ではなく、ＩｇＡ腎症や膜性腎症（糸球体の基底膜と呼ばれるフィルター構造に、免疫複合体が沈着して濾過機能が低下し、たんぱく尿や浮腫などの症状が現れる病気）などがこの病気に含まれます。

症状は血尿やたんぱく尿が続くことで、放置していると腎機能が低下していきます。たんぱく尿が多いほど腎不全になりやすいことがわかっています。

慢性糸球体腎炎なんて聞いたことがない、という人が多いかもしれませんが、日本人にはとても多い腎臓病です。この病気を発症する人は、年間2万4千人。男性に多く若い人に多いという特徴があります。発症のピークは5才～10才と20代の2回あります。

腎臓病は、全体的には加齢による腎臓の衰えが背景にあるので、若い人がかかる腎臓病という特徴は、この病気が他の腎臓病と異なるタイプであることを意味しているようです。

慢性糸球体腎炎のうちのIgA腎症は、小学校などの尿検査で、血尿やたんぱく尿がみつかって診断が下りることがあります。ただ自覚症状はほとんどないので、そのまま症状がおさまって終わり、ということが少なくありません。このパターンでは原因も確かめられない状態です。

ただ「風邪や扁桃炎等の感染症の後で発症する」という特徴から、免疫との関係がわかります。風邪や扁桃炎が治ってから血尿が出た時には、ひょっとしたら、と思ってぜひ受診していただきたいものです。一番悩ましいのは、早期に治療を開始すれば寛解するケースがある一方で、じわじわと長引いて、発症後20年で4割が腎不全になるケースがあるという両極端な経過です。

なぜそうなるのか、病気のメカニズムも治療法もこれといった決定打がないため、国の難病指定になっています。

▼扁桃の感染症が原因？

慢性糸球体腎炎の代表的な病気「ＩｇＡ腎症」に限定して述べてみましょう。

この病気は、糸球体に免役グロブリンのＩｇＡというたんぱくが沈着し、血尿、たんぱく尿が出て濾過機能が低下していく病気です。

ＩｇＡは、本来我々を病気から守ってくれる免疫物質です。またその多くはのどや扁桃の粘膜に多く常駐しており、口や鼻から侵入してきた細菌やウイルスと戦ってくれます。

それが血液に乗って腎臓に流れ着き、攻撃対象ではない腎臓組織を攻撃して壊してしまうのがこの病気だと考えられています。

いわゆる自己免疫疾患の一種だと言えます。

しかし未だに不明な要素が多く、発症に関しても〝何らかの感染症〟がきっかけとされています。この感染症とは、子どもや若い人が多くかかる扁桃炎であるとされ、扁桃を摘出するとよくなることが少なくありません。けれども扁桃炎になっていない人でもIgA腎症になることがあり、そうした人には扁桃の摘出は効果がないようです。

IgA腎症の検査には腎生検が必須です。それは腎臓の糸球体にIgAが存在するかどうか確認しなければならないためです。

ちなみに扁桃炎とは、昔は通称「扁桃腺」と呼ばれ、喉の内側の両方のふくらみ(扁桃)が腫れる扁桃腺炎のことでした。「扁桃腺ですごい熱が出た」「扁桃腺が腫れて喉が痛い」といった話を聞いたりしたりした人は少なからずいると思います。しかし扁桃は医学的には「腺（分泌活動を行う組織）」ではないため、正しくは扁桃であり、今は扁桃炎と呼ばれるようになりました。

▼炎症をおさえ、血圧をコントロール

ＩｇＡという免疫物質は、腎臓の糸球体のメサンギウムという箇所に沈着することがわかっています。メサンギウムは糸球体を支える基盤のような組織で、伸縮することで糸球体の濾過機能を強めたり弱めたり調節しています。そこにＩｇＡが沈着するわけです。

それはわかっているのですが、ＩｇＡ腎症を根治する方法はまだありません。

そこでこの病気の治療法は、まずステロイド剤などを使って過剰な免疫反応、特に炎症を抑えこむことが中心です。

場合によっては扁桃摘出やステロイドパルス療法（ステロイドの大量点滴）を行う場合もあります。ＩｇＡの過剰な免疫を抑える免疫抑制薬の投与を行う場合もありま

す。血圧コントロールも必要です。

③腎硬化症

▼高血圧がもたらす腎硬化症　腎臓が硬く小さくなる

慢性腎臓病(CKD)の3つめは腎硬化症です。この病気は、高血圧が長く続くことによって、腎臓の血管に動脈硬化が進行する腎臓病です。

腎臓の糸球体は毛細血管の塊であり、常に血圧の影響を受けています。高血圧は血管すべてに強い負荷がかかり、糸球体に大きなダメージを与えます。

毛細血管は非常に細く、直径が9~10マイクロメートル。1マイクロメートルは1ミリメートルの1000分の1なので、太いところでも0・1ミリしかありません。

それほど細い血管において高血圧が続くと、血管は傷つき、壊れていきます。動脈硬化も進行します。こうして腎臓の糸球体の血管が「硬く変化していく」のが腎硬化症です。

糸球体は加齢によっても減少していくので、高血圧の人は健康な人よりはるかに早く糸球体がダメになっていくといえるでしょう。

健康な糸球体が減ることで、腎臓の濾過機能は低下していきます。そのため水分やナトリウムなどがうまく排泄されずに体に溜まるようになり、さらに血圧が上がってしまいます。

高血圧と腎硬化症は、一方が進むと他方も進行する悪循環の関係にあります。早く気づいて血圧を下げることができれば、糸球体が温存でき、腎機能も維持できるでしょう。

しかし他の腎臓病と同じく、はじめは自覚症状がないため、気づいた時には腎機能がかなり低下してしまっていることが多いのです。

糸球体の血管は壊れると再生しないので、放置すればいずれは腎不全に至り、治療法は人工透析療法ということになってしまいます。

新たに人工透析を導入する原因としては、糖尿病性腎症、ＩｇＡ腎症（慢性糸球体腎炎)についで3番目で、全体の1割です。

▼悪性の腎硬化症＝悪性高血圧症

同じく高血圧が原因となる腎臓病に「悪性高血圧症」があります。

この病気の呼称は色々あって、悪性腎硬化症、高血圧緊急症等とも言います。慢性腎臓病(ＣＫＤ)の仲間ではありませんが、関連する病気、よく似ている病気として紹介しておきます。

高血圧が原因である点は腎硬化症と同じです。腎硬化症は慢性的な本態性高血圧によって何年～何十年もかかってゆっくり進行するのに対して、悪性高血圧症は急激に悪化するのが特徴です。

レニンなどの血圧を上げるホルモンが大量に分泌され、血圧が急激に上がり、腎機能も数日から数週間という短期間に急激に低下します。

高血圧は全身に影響を及ぼしますが、なぜ血圧が急に上がるのかに関しては、まだよくわかっていません。悪性高血圧症は、発症後、わずかな間に尿毒症に至るため、命に関わる緊急性の高い病気です。稀な病気ですが若い人にも起こります。

腎硬化症の原因は高血圧ですので、血圧のコントロールは不可欠です。かといって急激に血圧を下げると腎機能も低下してしまうので、慎重に進めなければなりません。

また高血圧で気を付けなければならないのは眼底出血です。網膜は腎臓同様、細かい毛細血管でできています。網膜は高血圧の影響を受けやすく、高血圧によって血管が切れると眼底出血になり、視力障害のおそれがあります。

検査の数値に一喜一憂してしまう

さて、ここまで慢性腎臓病（ＣＫＤ）の諸症状についてご紹介してきましたが、これらの腎臓病、特に慢性化した腎臓病においては、まずは現在の腎臓の機能を可能な限り維持し、少しでも改善する治療が必要です。それにはそれぞれの病状における治療の原則をきちんと守り、食事療法や運動療法にも取り組むことになります。

しかし腎臓は、必ずしも本人の努力に応えてくれません。

「医者の言うとおりにしていたのに、どうしてGFR値が下がったのだろう」

「塩分を控えて、ほとんど味のない食事で我慢しているのに、どうして血圧が上がってしまうのだろう」

主治医にその理由を聞いても、納得できる答は得られないのではないでしょうか。おそらくは「検査のたびに一喜一憂してはいけない。年単位で病状をとらえましょう」といった返答になるはずです。

確かに検査の数値は、常に正確に病状を表しているわけではありません。ちょっとしたことで数値は上下します。一生懸命食事療法に取り組んで、運動も続けているのに、数値は改善せず。ところが、たまたま付き合いが多く、酒席や食事会で食べすぎ、飲みすぎたのに数値が改善することもあります。本当にやるせない。それが慢性病というものの宿命だとわかっていても、自らの努力を否定されるようでつらいものです。

自分が自分の主治医になる

これは提案ではありますが、治療を医者まかせ、病院まかせにせず、患者さん自身がご自分の主治医になって、自らの腎臓病を改善していくスタイルがいいのではないでしょうか。

腎臓病は難しい病気なのに、なぜ専門家でもない患者が主治医になる必要があるのでしょう。

腎臓の専門医は、もちろん腎臓病に関して詳しい知識と治療のノウハウをもっています。患者さんがきちんと通院し、定期的に治療を受け続けることは基本中の基本です。とはいえ、どんな名医でも、たちどころに病状を改善出来る人はいません。特に慢性腎臓病になると、病気とのつきあいは長くなります。さらに同じ腎臓病であっても、実は患者さんは1人ひとり病状が異なり、治療による反応も違うのです。

そんな個人差のある病気の治療を、まるっきり医者任せにすると、うまくいかなかった時にストレスになります。前述のように、がんばっているのにどうしてだろう、とむなしい気持ちになります。時には「○○先生、こうすればよくなるって言ったじゃないか」と不満をぶつけたい時もあるのではないでしょうか。

繰り返しますが、どんな名医でもたちどころに病状を改善出来る人はいませんし、主治医であっても、患者さん専属の医者でもないのです。ですから前の受診の時と見解が違う時もあるし、アドバイスが変わることも往々にしてあります。

自分の治療法を自分で構築する

自分が自分の主治医であれば、他者をあてにせず、よい時も悪い時も冷静にとらえることができます。

たまたま数値が悪い時は「まあ、そんな時もある」と考え、もう一度生活を振り返ってみます。すると「ひょっとすれば、あれが悪かったかもしれない」と、それまで気にしていなかった問題に気づくことがあります。数値が良ければ、日頃の自己管理が正しかった証拠ですから、ぜひ自分をほめてあげましょう。さらに自己管理だけでなく「あの対策は自分に合っていたかもしれない」と、プラスに作用したヒントをつかむことが出来るかもしれません。

もちろん専門医の指示や病院治療は基本中の基本ですから、それを変える必要はありません。ただ腎臓病の多くは慢性化するので、そうなったら食事療法や運動療法、生活改善など自分で具体的に実行する部分の重要性がどんどん高まります。従って、自己管理の部分を自分で組み立て、自分に最適なスタイルにしてくことが重要だということです。

自分が自分の主治医になる。自分の体は自分で治す。そう考えて主体的に取り組めば、おそらく今までより改善の可能性が広がるのではないでしょうか。

第3章

変わる腎臓病治療
自分で治す腎臓病

「安静第一」から「運動推奨」へ

腎臓病治療は、今、大きく変化しています。

変化の「台風の目」は運動療法です。以前は、腎臓病治療の基本は安静にしていることであり、運動なんかもってのほか、というのが常識でした。

しかし今、運動療法は、薬物療法、食事療法といった従来の治療と組み合わせることで「腎臓リハビリテーション」という新しい治療プログラムになり、世界中に広がりつつあるといっても過言ではありません。

「腎臓リハビリテーション」は、医療現場でも欠かせない治療になりつつあります。先進的な医療を行っている医療機関では、患者さんが人工透析を行いながら運動できるように、足漕ぎバイクなどのトレーニングマシンを設置しているところもあります。「バイクを漕ぎながら人工透析」なんて、何と画期的で革命的な治療風景でしょう。

病院以外でも、自宅で継続的に運動を行うことで、多くの患者さんの腎臓機能が回復し、ＱＯＬが改善することがわかっています。

腎臓リハビリテーションは効く

この「腎臓リハビリテーション」（運動療法を中心とした総合的な治療法）を考案し、腎臓病治療の最前線に押し上げたのは、東北大学名誉教授の上月正博（こうづきまさひろ）博士です。

上月博士は腎臓病の研究をする中で、「安静第一」という腎臓病治療の常識に疑問を抱くようになり、運動効果の検証を積み重ねてこられました。多くの実験を繰り返し、運動のメリット、運動しないことのデメリットを比較。やがて運動が、腎機能の向上につながることを証明し、医療現場での実践につなげていかれました。

運動療法が、実際にどのような効果を発揮するかに関する調査も進んでいます。ある程度慢性腎臓病（ＣＫＤ）が進行してしまった患者さん達を２つのグループに分け、「運動をした人達」と「運動をしなかった人達」で、どのような違いがあるかが調べられました。

運動をした人たちは、腎臓の機能が維持され、改善した人もいました。一方全く運動しなかった人たちは、腎臓の働きが次第に低下していきました。

運動は慢性腎臓病（CKD）の合併症を予防する

以前は「運動は腎臓にとって負担になり、腎機能を低下させる」と考えられていました。実際、運動することでたんぱく尿が出る人もいます。

しかし運動で出るたんぱく尿は一時的なもので、継続して運動をすると、腎臓への悪影響はなく、むしろ腎機能の低下を抑えることがわかってきました。継続的に運動することで血流がよくなり、腎機能が改善。予定されていた人工透析がいったん中止になったり、先延ばしに出来るようになることもわかってきました。

他にも運動療法のメリットはたくさんあります。

まず継続した運動によって体力がつき、歩行速度や筋力が増し、疲れにくく、生活全体が活動的になります。

次に、ここが重要ですが、体力、筋力がつくことで、脳卒中、心筋梗塞、心不全などを予防できること。結果的に生命予後が延長することです。つまり運動することで命に関わる合併症が予防でき、寿命が延びる。このことは画期的な効果だといえるでしょう。

それでも、日本中のすべての腎臓病治療を行う医療機関が、運動療法の有効性をはっきり認識し、腎臓リハビリテーションを実施しているかどうかは不明です。中には新しい情報にうとく、「安静第一」を患者さんに言い渡す医師や医療機関もあるかもしれません。

そうした場合は、患者さんの方から、最新の運動療法について教えてあげるというのはいかがでしょう。ちょっとそれは難しい、という場合は、自宅で自ら運動療法を実践するのもいいでしょう。

慢性腎臓病（CKD）の食事療法

慢性腎臓病（ＣＫＤ）は糖尿病、高血圧、脂質異常症、肥満、メタボリック症候群など、多くの生活習慣病がかかわっています。また喫煙や飲酒も発症や進行と密接な関係にあります。

改善に向けて取り組みたいのは、まず禁煙。喫煙は「百害あって一利なし」です。腎臓病は特にそうです。

たくさんお酒を飲む人は控えめに。そうして健康的な食事と運動でメタボリックシンドロームを解消することです。

食事に関しては、慢性腎臓病（ＣＫＤ）の進行度で、制限するものが変わります。具体的な食事量やメニューに関しては、受診している医療機関で詳しい指導があるので、それに応じた食事をするとよいでしょう。

宅配なども上手に利用

腎臓病食の宅配サービスの充実は、目を見張るものがあります。

腎臓病食はたんぱく質と塩分控え目なので、「味気ない」「メニューが少ない」とお考えの方も多いでしょう。確かに昔はそうでした。

今は全くそうではありません。いわゆる競争原理が働いたのでしょう。たんぱく質・塩分・カリウム・リンの4栄養素を様々に調整し、人工透析中の人はもちろん、それ以前の人も納得の腎臓病食が増えています。

味、栄養バランス、使い勝手のよさ、価格帯の幅広さなど、とても療法食とは思えません。中にはうな重やすき焼きなど、ちょっとしたハレの日用の食事もあります。

もちろんすべて宅配サービスがいいというのではありません。あまりがんばりすぎないことが大切であり、予算に応じて選んでみるのも楽しいはずです。

まずは、ほとんどのサービス業者が用意している「お試し」を頼んでみて、色々試してみるとよいのではないでしょうか。

変わる腎臓病の常識 腎機能は回復する？

積極的な運動療法や食事療法による腎機能の回復は、これまでの常識をくつがえしつつあり、今後も腎臓病の患者さんに希望をもたらすことになりそうです。

また、近年は腎臓病に対する補完代替療法が非常に普及しており、運動療法とともに有用性が認識されるようになりました。

後ほど紹介する**アントロキノノール**という成分は、医薬品開発のプロセスによって見出された自然由来のもので、研究によって腎臓病の諸症状を改善し、合併症の予防効果も認められています。

こうした**運動療法や補完代替療法を、普段行っている西洋医学治療に加えて取り入れることにより、慢性化した腎臓病が大きく改善することにつながっていくのです。**

特に第1章のはじめに述べた腎機能低下による合併症の数々は、患者さんの生命を危険にさらし、ＱＯＬの低下を招きます。こうした合併症を食い止め、ＱＯＬを改善・

向上させることが出来れば、「腎臓病は改善しない病気」という一般的な認識は変わっていくでしょう。

期待され注目される補完代替療法

腎臓病の治療に関して注目されている新しい流れ、それが補完代替療法です。補完代替療法とは、現在私たちが受けている標準的な西洋医学を別の角度から補う医療のことです。**なかでも注目されるのは、自然由来で副作用がなく、身体本来の機能を改善するアプローチです。**

慢性腎臓病（ＣＫＤ）の治療と並行して、何らかの補完代替療法を試そうとしている人は年々増えています。腎臓に負担をかける高血圧、高血糖、尿酸、中性脂肪などを改善して腎臓を保護したいという大きな需要があります。

ただし、そうしたものを探そうとすると、テレビにもネットにも膨大な種類の情報があふれています。ビタミン、ミネラル、乳酸菌関連、酵素。あるいは世界の民間療法に由来するものなど、数え上げればきりがありません。その中から、本当に効果があるものを選ぶのは容易ではありません。

安易な栄養補給には注意が必要

まず腎臓の保護や機能の改善を目的とする場合、腎臓特有の注意点があります。

慢性腎臓病（ＣＫＤ）の場合、本来は腎臓から再吸収されるべき栄養素の多くが尿として排出されてしまう結果、ビタミンや亜鉛、鉄などのミネラルが不足し、貧血になることがあります。

しかし、それを補うために、**安易にビタミンやミネラルを補うのは要注意**です。というのは、腎機能が低下していると、必要な栄養素を過剰に排出してしまうだけでなく、排出すべき老廃物や有毒物質を再び吸収していることがあるからです。

ビタミンやミネラルの中には、体内に過剰に蓄積されてしまうものもあります。例えば骨が弱くなるのを防ぐために、カルシウムを多く摂取すると、血液中のカルシウム濃度が上昇し、腎機能を悪化させる可能性があります。

カルシウムなどのミネラルは、体にとって適正な量があります。多すぎても、少なすぎてもいけません。慢性腎臓病（ＣＫＤ）の人は腎臓の機能が低下しているので、適正量のコントロールが困難になっているのです。

腎臓病の改善に本当に必要なもの

慢性腎臓病（ＣＫＤ）は慢性疾患なので、補完代替療法に求められるのは「通常の医学治療を受けながら持続的に腎臓を保護・改善していく力」です。それにはいくつかの要素が必要です。

まずは**抗酸化力と抗炎症力**。

抗酸化力とは、ずばり酸化を抑える力です。酸化とは、例えば血管が炎症を起こして傷つく時に起きている現象で、動脈硬化につながります。酸化を抑えると血管の炎症がおさまり、動脈硬化の進行も抑えられます。抗酸化力が抗炎症につながっているわけです。

もう1つ慢性腎臓病（ＣＫＤ）に役立つ働きとして重要なのは、**免疫を調整する力**です。免疫調整力は、単純に免疫力と言っては誤解につながります。

免疫力は、ふつうは「ウイルスや細菌、がんなどの病気の原因をやっつける力」となります。しかし今日、その免疫の力が過剰であるために、アレルギー疾患や自己免疫疾患がとても増えているのです。腎臓においても、慢性腎臓病（ＣＫＤ）の一種の慢性糸球体腎炎（ＩｇＡ腎炎など）は免疫の暴走に深い関係があります。

腎臓は、体中から老廃物や有毒物質が流れ込む臓器です。その中には免疫反応の残骸がとても多く、腎臓での誤った免疫反応につながっていると考えられています。

したがって慢性腎臓病（ＣＫＤ）を改善するためには、**単純に免疫力を高めるのではなく、必要に応じて免疫を制御し、攻撃をやめさせる、言ってみれば免疫を強めたり**

防いだりする双方向に働く力が求められます。いわば「免疫調整力」が非常に重要になってくるのです。

科学的根拠に基づく補完代替療法を選ぶ

慢性腎臓病（ＣＫＤ）の改善には、腎臓に持続的にダメージを与える「酸化」や「炎症」、「過剰な免疫反応」を抑える**「抗酸化力」**と**「抗炎症力」**、**「免疫調整力」**が重要な要素だと述べてきました。

しかし、こうした要素を満たす自然由来の成分を探そうとすると、またしても様々な情報が氾濫していて、何を選べばいいか迷うことになります。

そこでもっとも重要な指針は、**科学的根拠があるか**どうかです。

当然のことですが、医学における治療は「科学的根拠に基づいたもの」でなければなりません。

補完代替療法もまったく同じことが言えます。**派手な宣伝文句ばかりが目立って、しっかりとした科学的な根拠づけがないものは避けるべき**です。

それでは科学的根拠とはどのようなものなのでしょう。

一般に科学的根拠という場合、まず具体的な研究が行われていることが必要です。「どこかの国では昔から〇〇の薬として使われていた」ではまったく科学的ではありません。

効果があるかどうか、試験管や動物実験、そしてヒトを対象にした臨床試験を繰り返し行って、それで効果が認められれば、はじめて科学的根拠があったとなります。

実験内容が論文になっており、専門的な科学雑誌などに投稿、掲載されていれば信用がおけるといえます。そうした論文や掲載誌が多ければ、さらに科学的根拠が確かになります。

あらゆる条件を満たし研究者からも注目されるアントロキノノール

慢性腎臓病（CKD）の治療の助けとなる補完代替療法の中で、いまもっとも注目されているのは、**アントロキノノール**という自然由来の成分を使ったアプローチです。

この成分がなぜそこまで注目されているのかというと、ここまで紹介してきた**「抗酸化力」「抗炎症力」「免疫調整力」を改善する力があるのはもちろん、腎臓の機能を正常化に導く数々の科学的根拠が認められているから**です。

アントロキノノールには、ざっと挙げるだけで以下のような特徴があります。

▼「抗炎症作用」「抗酸化作用」で腎臓を守る効果がある
▼高血圧を改善し腎臓の負担を減らす作用がある
▼炎症を抑えるたんぱく質を活性化する働きがある
▼免疫細胞の暴走を止めて腎臓を守る「免疫調整力」がある

▼IgA腎症の病状を改善する
▼ループス腎炎、ネフローゼ症候群の諸症状においても改善効果がある
▼数々の安全性試験をクリアしている

これらはすべて科学的な研究を経て得られたデータに基づいた特徴です。慢性腎臓病（CKD）の治療と併用する補完代替療法を担う成分として、他に類を見ない高いポテンシャルがあることがお分かりいただけると思います。

ここからは、アントロキノノールのこれらの特徴ひとつひとつについて詳しくご紹介していきます。

アントロキノノールとは何か？

まず、アントロキノノールとはどのような成分なのかをご紹介しておきます。

アントロキノノールは、台湾原産の薬用キノコであるベニクスノキダケに含まれる成分です。このキノコの台湾名は牛樟芝(ぎゅうしょうし)です。台湾固有の真菌類（きのこは真菌類）で、学名を Antrodia Cinnamomea といいます。

台湾の丘陵地帯に生息する古いクスノキの巨木のウロに生えますが、今日では地元でも非常に珍しいキノコになってしまったようです。

漢方素材の薬用キノコとしては長い歴史があり、昔は様々な病気に効果のある民間薬として愛用されていたようです。

しかし環境の変化や漢方薬の材料としての乱伐で生息数が激減。現在では台湾政府によって天然記念物に指定され、伐採や採集が禁じられています。

近年は、台湾政府に認められた製薬会社や大学などの研究機関が、ベニクスノキダケの成分分析や機能研究を続け、学会や学術誌に論文を発表しています。

医薬品開発の過程で誕生

アントロキノノールは、慢性腎臓病（ＣＫＤ）の医薬品開発の過程で発見された成分です。医薬品になるなら、薬になってから飲んだ方が効能は確かではないか、と思われるかもしれませんが、医薬品開発には膨大な時間と費用がかかります。時間は最低でも10年、開発費用は数百億円とも言われています。

それならいっそ研究開発の途上でも市場に出し、多くの人達に使ってもらえばいいのではないか。研究者たちはそう考えました。

一般の利用者が使った場合の感想や反応を情報収集すれば、それも研究に生かせる。もともと漢方薬の材料であり、効果効能に関しては歴史が証明してくれているという強みもあります。

医薬品開発の過程で一般に提供する。これはこの分野での新しい潮流であり、アメリカなどでは特に大きな流れになっているようです。

そういう経緯でアントロキノノールは、慢性腎臓病（ＣＫＤ）の患者さん向けに市販されるようになりました。

もちろん一般の人に使ってもらうため、副作用がないように用法容量は厳密に計算されています。特に腎臓病の人が使うわけですから、腎臓に負担にならないことは前提条件です。その点も安全性は確かなようです。

抗炎症作用、抗酸化作用で腎臓を守る

ではアントロキノノールは、腎臓の血管にどのように働きかけて「**抗炎症作用**」「**抗酸化作用**」を発揮するのでしょうか。

慢性腎臓病（ＣＫＤ）全般において、腎臓の組織、特に血管は、まず高血圧による内側からのダメージ、そして血液と共に流れてくる老廃物や有毒な物質による刺激で絶えず炎症を起こしています。血管は動脈硬化が進み、破れやすくなっています。

腎臓は毛細血管のかたまりのような臓器であり、その細い血管の中を大量の血液が

休みなく流れているので、血流を止めてダメージを回復させるということが出来ません。血圧は急には下がらず、生活習慣が大きく変わらない限り、血流に乗ってやってくる老廃物も有毒物質も変わることはないでしょう。

こうしたトラブルが続いているのに、当の本人は全く無症状です。腎臓は痛いとも痒いとも言わない沈黙の臓器なので、どれほど血管が傷ついていても気づくことができません。こうして腎臓で起きている炎症は続き、慢性化していくのです。

ただし、腎臓には、様々な炎症から腎臓を守る「転写因子Nrf2」という特殊なたんぱく質が存在します。この頼もしいたんぱく質は、腎臓が酸化ストレスにさらされた時に応答して活性化し、酸化ストレスを軽減する酵素を増やし、細胞をストレスから保護する大事な役割を担っています。

アントロキノノールは、その**「転写因子Nrf2」を活性化する働き**があるのです。加えて**「炎症を誘導するT細胞を抑止」**したり、**「炎症の原因となるNLRP3という物質の抑制」**を行うので、多方面から腎臓の炎症を抑えることが分かっています。

アントロキノノールは、**血液に乗って全身に行き渡る過程で、何度も腎臓を通りま**

す。そうして腎臓の血管の炎症を内側から改善すると考えられています。

なぜ動脈硬化が進行するのか

慢性腎臓病は、腎臓という臓器の病気であり、同時に血管の病気です。腎臓の毛細血管が傷つくと、それが他の臓器に影響し、心臓に及べば最悪の場合心筋梗塞、脳に及べば脳卒中（脳出血、脳梗塞など）になります。

腎臓病なのになぜ脳や心臓なのかと思われる方がいるかもしれませんが、全身の血管はすべてつながっているため、腎臓で起きたトラブルが脳にも心臓、そして全身にも影響するのです。

慢性腎臓病で人工透析をしている患者さんが亡くなる場合、原因は腎臓病ではありません。最も多いのは心不全です。統計によれば、人工透析患者さんの4人に1人が、心不全、あるいは脳血管障害、心筋梗塞を含む心血管系疾患で亡くなっています。

腎臓病の人の血管では動脈硬化が進行しており、それが腎臓病の原因の1つであることが多いのです。血管の内壁にはコレステロール等がたまり、血管が狭くなったり詰まったりしやすくなっています。血管そのものも硬くゴワゴワした状態で、破れやすくなっています。

さらにリンやカルシウムの代謝がうまくいかず、血管の石灰化が進みやすいため、血管系の病気になりやすいわけです。

炎症を収め高血圧を改善する

アントロキノノールは強い「抗炎症作用」「抗酸化作用」があるため、**血液中では血管の炎症を収め、動脈硬化を徐々に改善する働き**が期待できます。一気に健康な状態に戻るわけではありませんが、アントロキノノールが血液に乗って全身の血管を巡る過程で、徐々に全身の血管の炎症を収め、改善していくものと考えられます。

腎臓は塩分と水分の調整によって血圧をコントロールしています。腎臓病の原因の1つに高血圧があるため、血圧をうまくコントロール出来なくなると高血圧状態が続き、脳や心臓等の血管が詰まったり破れたりしやすくなるのです。高血圧を改善するには、血管の炎症を抑え、血液がスムーズに血管内を流れることが重要です。

アントロキノノールは、血管の炎症を収め、血流をなめらかにすることから、高血圧を改善する作用が期待できるのです。

アントロキノノールが高血圧症を改善する

アントロキノノールが炎症を抑える働きで高血圧を改善し、腎臓を保護することは実験で証明されています。

血管の炎症を改善する

高血圧を誘発したラットを使った実験では、アントロキノノールを服用したラットは、血管の炎症が収まって高血圧が改善することがわかりました。

高血圧症は、血管内部に炎症が起きて内腔が狭くなり、血液の通り道が狭くなって血圧が高くなっています。狭い用水路を流れる大量の水が急流になるような状態です。強い血流に押され、血管がダメージを受けているのが高血圧症です。

実験用の高血圧ラットの血管では、血流の衝撃で炎症が起き、動脈硬化が進行していき、血圧が上がります。

そうした状態のラットにアントロキノノールを服用させると、ラットが持つ特殊なたんぱくが働き始めます、それは酸化ストレや炎症を抑えるはたらきを持つたんぱく質「Ｎｒｆ２」です。実験の結果、このたんぱくの働きにより血管の炎症がおさまり、高血圧が改善されていくと考えられています。

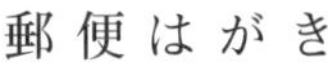

料金受取人払郵便

神田局
承認
1223

差出有効期間
2026年
2月28日まで

101-8791

532

千代田区岩本町3-2-1
共同ビル802 青月社内

株式会社 総合科学出版

愛読者カード係

ご購読ありがとうございました。本書の内容についてご質問などございましたら、小社編集部までご連絡ください。

総合科学出版編集部 読者サービス係
電話:03(6821)3013

ふりがな お名前	年齢　　歳 性別（ 男・女 ）

〒□□□-□□□□　☎　（　　）

ご住所

腎臓病が日増しに回復していく最新の知識と実践

愛読者カード

小社出版物の資料として役立たせていただきますので、ぜひご意見をお聞かせください。

●ご購入先

1.書店（　　　　　　市 町 村 区　書店）　2.小社より直送
3.その他（　　　　　　　　　　　　　　　　）

●ほぼ毎号読んでいる雑誌をお教えください。いくつでも。

●ほぼ毎日読んでいる新聞をお教えください。いくつでも。

1.朝日　2.読売　3.毎日　4.日経　5.産経
6.その他（新聞名　　　　　　　　　　　　　）

●本書に対するご質問・ご感想

●今後、当社から各種情報をご案内してもよろしいですか。

1.可　　2.不可

＊ご協力ありがとうございました。なお、ご記入いただきました個人情報につきましては、当社の出版物等のマーケティングにのみ使用し、第三者への譲渡・販売などは一切行いません。

ラットの高血圧を改善し、慢性腎臓病（CKD）の腎機能が向上

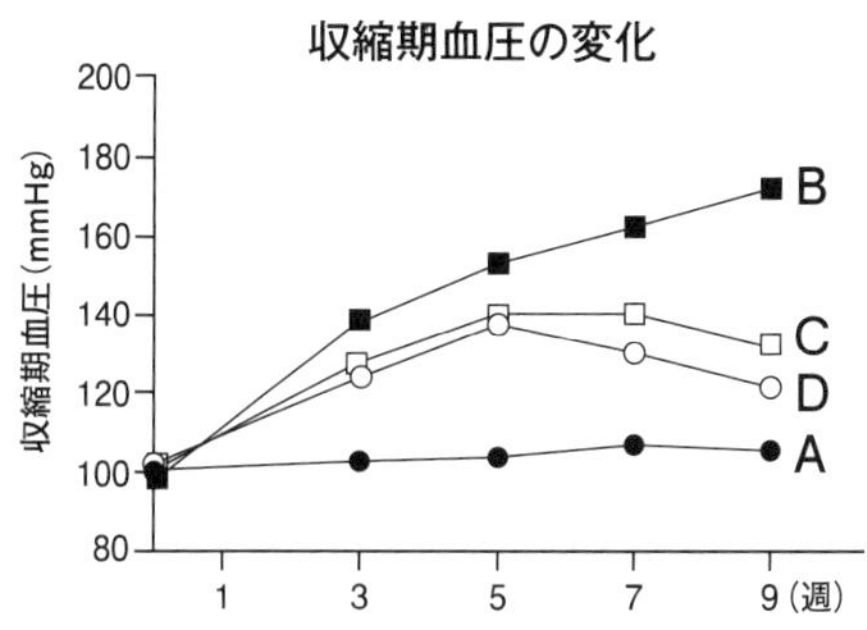

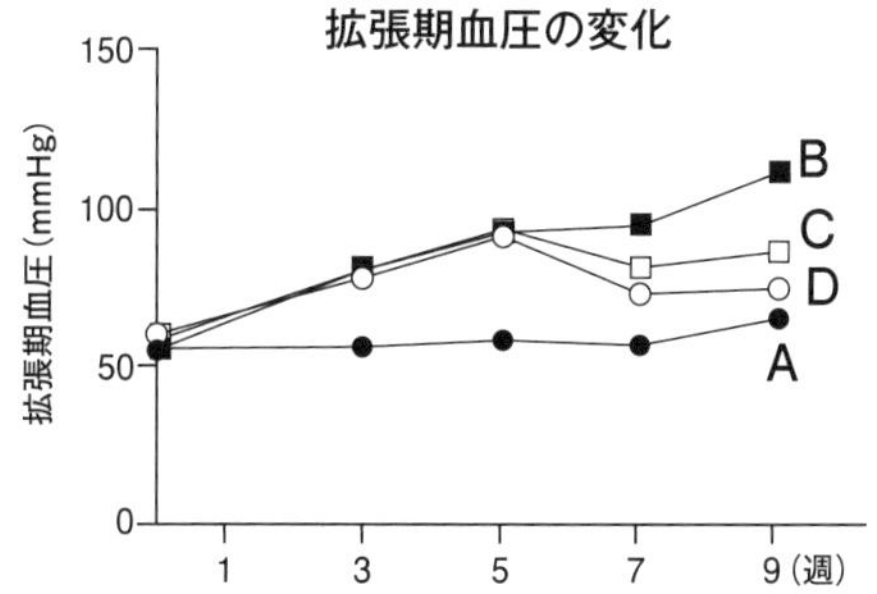

A…正常群

B…ニトロ投与高血圧群

C…ニトロ投与高血圧群＋低濃度アントロキノノール投与群

D…ニトロ投与高血圧群＋高濃度アントロキノノール投与群

高血圧症が改善し腎臓が守られる

高血圧症が改善すると、傷んだ腎臓も少しずつ回復していきます。

腎臓は毛細血管の固まりのような臓器であり、その血管は0・1〜0・2㎜という極めて細いものです。強い血圧が加わると血管が破れ、腎臓の本来の機能である血液の浄化に支障が起きるようになります。

アントロキノノールによって高血圧が改善すると、腎臓の血管のダメージも徐々に回復し、腎臓そのものの保護につながります。

アントロキノノールを摂取した人の高血圧が改善したという報告があるので、人の高血圧症にも効果があると考えられます。

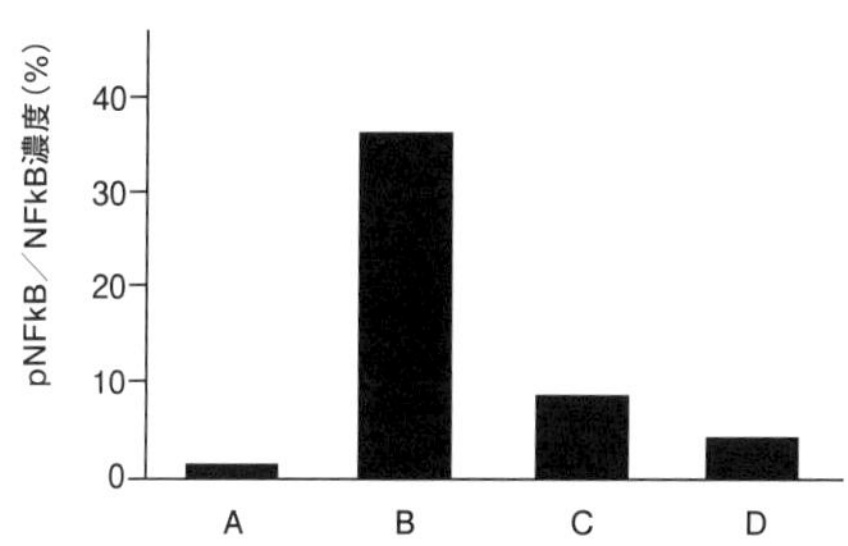

A…正常群
B…ニトロ投与高血圧群
C…ニトロ投与高血圧群＋低濃度アントロキノノール投与群
D…ニトロ投与高血圧群＋高濃度アントロキノノール投与群

NFkB の量が正常群とアントロキノノール投与群は低く、高血圧群のみ高い

免疫細胞の暴走を止め腎臓を守る

免疫細胞の一種であるT細胞は、ウイルスや細菌などの外敵をみつけるとすぐさま接触し、炎症を引き起こすサイトカインという物質を分泌し、敵を攻撃します。

ただT細胞の攻撃は、あやまって患者さん本人の組織や細胞に向けられ、アレルギー疾患や自己免疫疾患につながることがあります。腎臓においては免疫の暴走、あるいは過剰反応になっているケースが少なくないようです。

NLRP3は、腎臓の細胞にある、炎症のきっかけを作るたんぱく質です。このたんぱく質は、T細胞同様に免疫の暴走に関わるため、病状によっては難しい物質だと言えます。専門的で難解な言葉ですが「自己炎症性症候群の責任遺伝子」という不名誉な呼称も持っています。

腎臓には、免疫を担う色々なタイプの細胞やたんぱく質があって、腎臓をダメージから守ったり、過剰な反応から炎症を起こして腎臓を傷つけたりしているわけです。

ここでのアントロキノノールの働きには、驚くべきものがあります。

それは、一方で腎臓を守る転写因子Nrf2を活性化しながら、他方で腎臓を攻撃するT細胞やNLRP3は抑制するという双方向の働きです。

通常、薬効成分は、一方向のみにしか働きません。例えば「働きを強める」、あるいは「働きを弱める」という具合です。ところが**アントロキノノールは、状況によって正反対の働きを同時に行うという高度で的確な働きをするのです。これが「免疫調整力」であり、この成分のたぐい稀な特長でもあります。**

アントロキノノールはIgA腎症の病状を改善する

IgA腎症は日本人にとても多い腎臓病で、20～30代の若年層や幼い子どもにも見られます。生活習慣には関係なく、濾過機能を担う糸球体に免疫反応で出来た成分が付着して炎症を起こしてしまう自己免疫疾患です。

研究では、アントロキノノールがＩｇＡ腎症の症状を改善し、顕微鏡写真でも糸球体の炎症を抑制することが観察されています。

▼尿たんぱく・尿素窒素・クレアチニンが減少

マウスを使ったアントロキノノールの実験をご紹介します。

ＩｇＡ腎症を人工的に発症させたマウスにアントロキノノールを投与。投与なしのマウスと比較しました。結果、**腎臓病に伴う尿たんぱく、尿素窒素、クレアチニンの値が低下したことがわかりました（次頁グラフ参照）**。マウスの糸球体の顕微鏡写真においても、アントロキノノールを投与したマウスは腎臓の炎症の改善が見られます。

ＩｇＡ腎症にかかった腎臓では、糸球体の硬化、免疫細胞の一種・好中球の浸潤（集まって炎症を起こす）が見られますが、アントロキノノールを投与したマウスは、いずれも改善していることがわかります。

様々な炎症から腎臓を守る「転写因子Ｎｒｆ２」がアントロキノノールによって活

尿たんぱくが低下

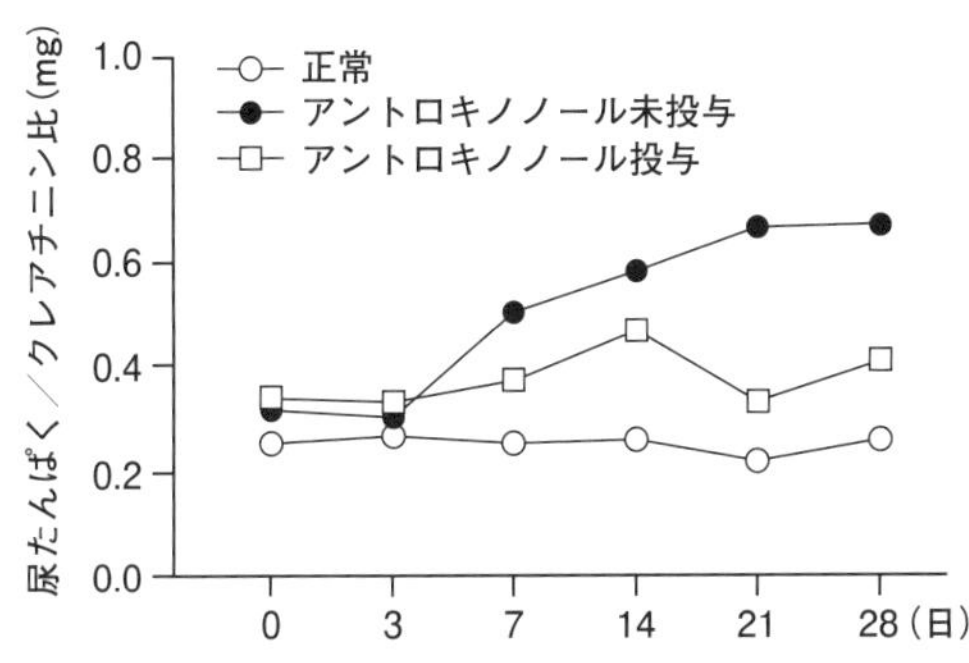

尿素窒素が低下

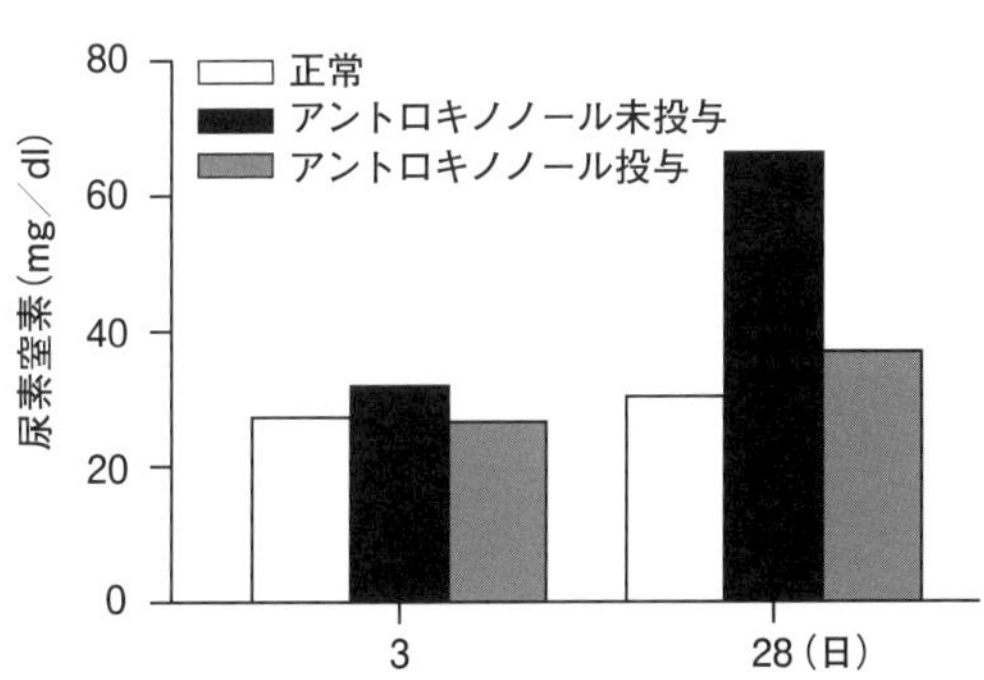

クレアチニンが低下

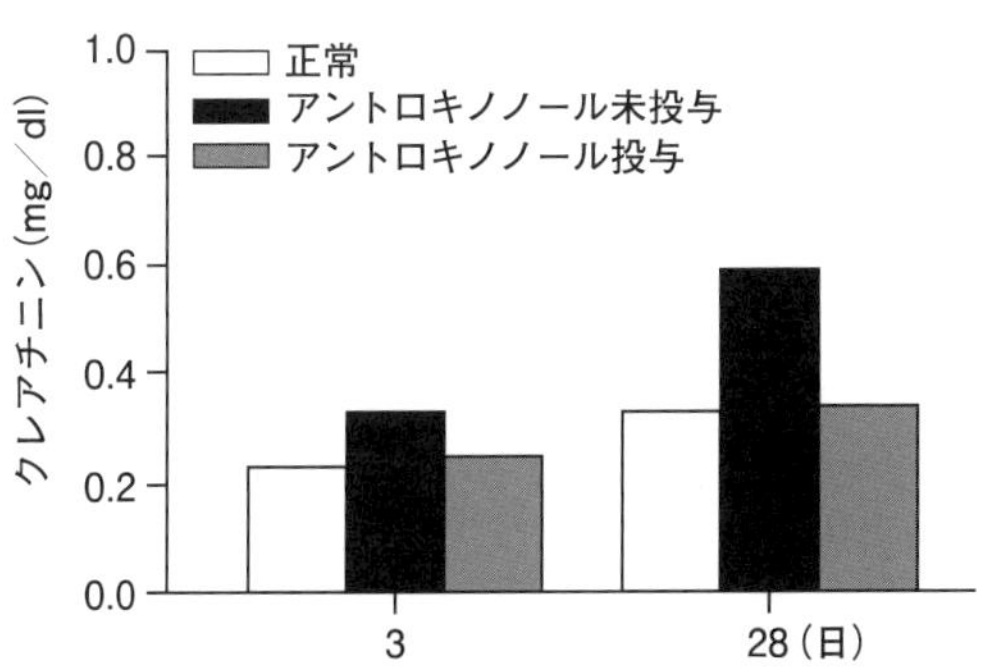

性化されたと考えられます。

▼完治が難しく人工透析への移行も多い

ＩｇＡ腎症は慢性腎臓病（ＣＫＤ）の一種で、難病指定になっています。その原因が免疫の異常に関係することはわかっていますが、全容は解明されていません。完治が難しく、人工透析に移行する人も多くなっています。

こうした免疫に関連する病気は慢性的で治りにくいため、多くの人にとって辛い状況が続いています。

アントロキノノールを使った実験では、尿たんぱくなどの典型的な症状も、腎臓の顕微鏡写真（左ページ参照）も良好であり、この病気の改善効果が期待されています。ヒトを対象とした臨床試験が進んで、早くよりよい研究結果がもたらされることが期待されます。

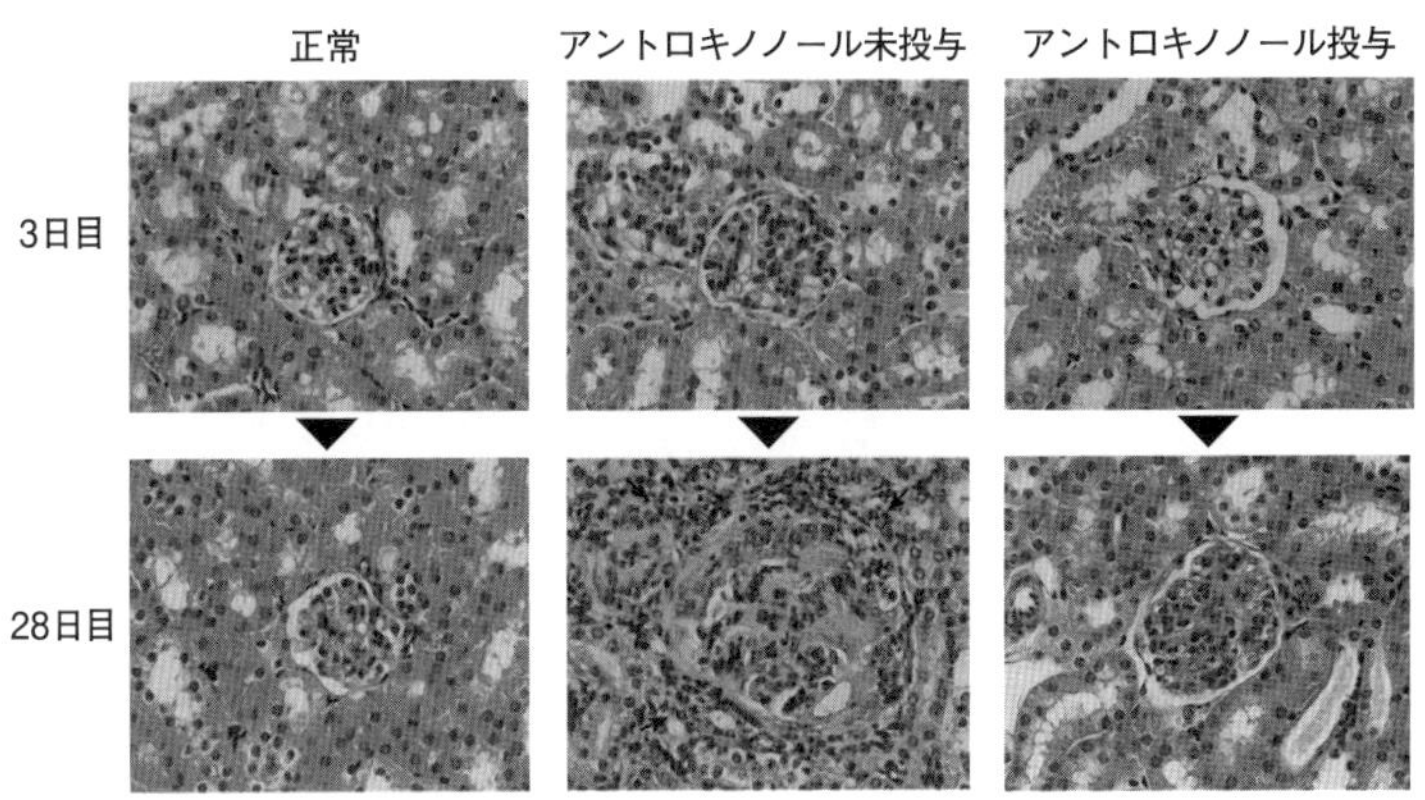

糸球体の硬化、好中球の浸潤に対し、
アントロキノノール投与群は改善が見られる

ループス腎炎、ネフローゼ症候群においても抗炎症作用を確認

アントロキノノールの抗炎症作用は、IgA腎症だけでなく重症のループス腎炎（全身性エリテマトーデスに合併して生じる腎臓病。腎臓の糸球体の濾過装置に、免疫複合体の沈着、微小血栓や壊死などが発生して腎機能の低下を引き起こす）においても発揮されることが確かめられています。

その結果、腎臓の検査で知られる尿たんぱく、尿素窒素、血尿、クレアチニンの減少が見られ、腎臓の保護や病状の改善が数値の上でも確かめられました。

またネフローゼ症候群（尿にたんぱくがたくさん出てしまうために、低たんぱく血症となり、むくみ（浮腫）が起こる疾患）においても、アントロキノノールの投与によって、尿たんぱく、尿素窒素、クレアチニンの数値が改善、腎臓の組織が硬化するのを防ぐことが確かめられました（123ページ参照）。

ループス腎炎、ネフローゼ症候群は、特定の腎臓病の名前ではなく、たくさんの腎

臓病において共通して起こる症状です。

アントロキノノールは、**多くの腎臓病、あるいは腎臓において発生する様々な症状を抑え込み、機能を改善して、腎臓を守ることが確かめられています。**これほど多方面から腎臓の症状を抑える物質は他に見当たりません。

本書では、実際に腎機能の改善に至った患者さんへの取材も行いました。詳細は本章最後のコラムをご覧ください。

学術論文も多いアントロキノノール

アントロキノノールに関する研究は、主に北米の研究機関にて行われ、その発表、論文掲載は欧米の学術誌が中心です。掲載は2006年の研究開始の翌年から始まり、現在も著名な学術誌に頻繁に取り上げられています。

現在までにアントロキノノールに関する研究論文が掲載された主な学術誌は次の通りです。

2007年　Planta Medica（ドイツ）
2010年　Biochemical Pharmacology（オランダ）
2011年　Mutation Research（オランダ）
2011年1月　Journal of Nutritional Biochemistry（オランダ）
2011年2月　Free Radical Biology & Medicine（オランダ）
2012年1月　Arthritis & Rheumatology（北米）
2014年9月　Biomedicine & Pharmacotherapy（オランダ）
2015年9月　Scientific Reports（ドイツ）
2017年1月　Journal of Clinical Oncology（北米）
2017年4月　Journal of Pharmacy and Nutrition Science（カナダ）
2018年10月　Nutrients（スイス）
2019年1月　Chemico-Biological Interactions（オランダ）
2019年5月　Journal of Clinical Oncology（北米）
2019年8月　Journal of Food Science（北米）
2020年1月　Int J Nanomedicine（イギリス）
2020年10月　Oxidative Medicine and Cellular Longevity（イギリス）
2021年5月　Journal of Clinical Oncology（北米）

アントロキノノールの安全性

アントロキノノールの原材料は台湾のベニクスノキタケというキノコです。厳格な安全性試験をクリアして製品化されています。

ヒトが摂取するものは、何よりも安全性が大事です。特にアントロキノノールは、腎臓病の人を対象とした成分です。体内の老廃物や有毒物質にさらされる腎臓に対して、まったくの無害でなければ、服用を勧めることはできません。

そのためアントロキノノールは、重金属などの汚染や農薬、何らかの毒性物質が含まれていないか厳格に検査をして製品化されています。またヒト、動物を対象とした服用試験を繰り返し行い、安全性を確認しています。

実際に行われた安全性試験を紹介します。

アントロキノノール含有のベニクスノキタケ菌糸体粉末の反復投与による安全評価試験

試験対象　健康な成人30名

試験方法　被験者30名に90日間、アントロキノノールを1日2回経口投与し、測定値の平均変化を評価します。

評価項目　SGOT（AST）、SGPT（ALT）、アルブミン、グルコース、クレアチニン、尿酸、コレステロール、TG、γ-GT、アルカリホスファターゼ、総ビリルビン、D-Bil、BUN、TP、GLOとバイタルサイン（心拍、血圧、体温）

結論

90日間の摂取後も、検査測定値に大きな変化はありませんでした。治験期間中、被験者のバイタルサインは正常で、全試験期間を通して、有害事象は発生しませんでした。

このことから、健康な成人が長期に渡り毎日アントロキノノール含有エキスを摂取しても安全であることが示されました。

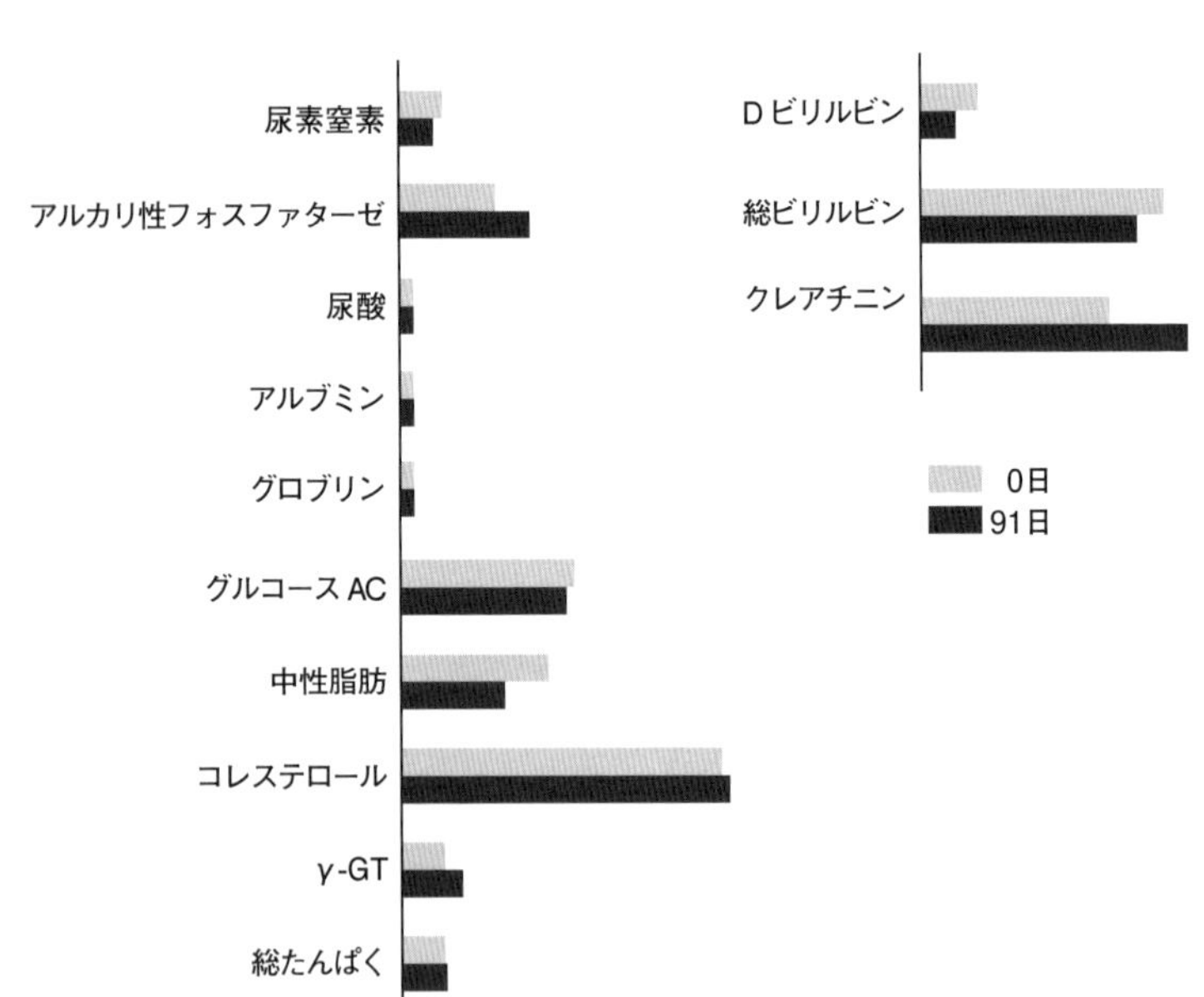

動物試験と試験管内試験によるアントロキノノールの安全性試験

●**28日間動物毒性試験　マウス及びビーグル犬の最大耐用量試験**

マウス及びビーグル犬に対し、28日間、容量漸増法でアントロキノノールを投与しました。結果、投与量が30㎎／kgから100㎎／kgまで、毒性所見はみられませんでした。

●**90日間　動物毒性試験**

マウス及びビーグル犬に対し、90日間、アントロキノノールを反復投与しました。結果、投与量が30㎎／kgから100㎎／kgまで、いずれも全身毒性所見はみられませんでした。

●安全性薬理試験　遺伝毒性試験

遺伝毒性試験　安全性薬理試験においても異常は見られず、遺伝毒性試験においても、突然変異、染色体損傷、染色体異常はありませんでした。

また、アントロキノノールは、次のいずれの安全性試験においても異常や問題がなく、安心して摂取できるものであることが確認されております。

・残留農薬検査
・重金属検査
・急性毒性試験
・変異原性試験（Ａｍｅｓ試験）
・染色体異常試験
・小核試験
・亜急性毒性試験含

腎臓病を未然に防ぎ諸症状を改善する

こうしてアントロキノノールの働きを見ていくと、この成分は腎臓病になってしまった人にだけ有効であるように受け取れます。しかし実は、腎臓に不安を抱える人、尿検査でたんぱくや血尿が出て、再検査で要注意になった方にとっても非常に有効なのです。

というのはアントロキノノールの持つ強い「抗酸化力」「抗炎症力」に、腎臓病の予防効果が極めて高いからです。

腎臓の精密検査で「要注意」となり、クレアチニン値の上昇やGFR値が下がっているとしたら、腎機能がある程度低下しているのは間違いありません。しかしまだだ腎臓病とは言えない段階なので、健康な状態に戻すことが可能です。アントロキノノールを利用する事で腎臓の血管の炎症が回復し、腎臓病を未然に防げる可能性が高まります。

一度診断が下りると、健康な状態に戻るのが難しい腎臓病。未然に防げるのであればそれにこしたことはありません。

健康診断で腎臓に関する数値があやしい状態の方は、一度アントロキノノールを試してみるといいでしょう。

人工透析でもあきらめない

日本腎臓病学会によると、腎臓病が慢性化し、さらに慢性腎不全に至り、人工透析治療を開始する人は毎年3万人に上ります。

人工透析になると、週に3日、4～5時間程度の透析を病院で受ける必要があり、透析を行った後は、耐え難い倦怠感や貧血などの症状が出る。何年も生きられない、というのが一般的なイメージではないでしょうか。

しかし今日、人工透析治療は大きく進歩し、一昔前とは全く状況が変わっています。

日本の透析医療は世界のトップクラスであり、多くの患者さんは透析導入によって、それ以前より体調がよくなる人が多くなっています。

また透析導入によって食事制限が減り、おいしいものが食べられるようになったり、運動療法の導入で筋肉がついて元気になったりと、メリットも多くなっています。

さらにアントロキノノールのような成分の助けがあれば、全身の血管の炎症を抑え、心筋梗塞や脳卒中のような命に関わる病気のリスクが下がり、ＱＯＬがよくなる可能性が高くなります。

実際にアントロキノノールを試した人の中には、人工透析の回数が週3回から2回に減った人もいます（１４５ページ参照）。また体調がよくなったという人も多く、透析中の人こそアントロキノノールを接収していただきたいです。

人工透析になっても悲観する必要はありません。従来の治療法を見直し、場合によっては方向転換し、場合によっては新たな方法を導入する。食事や運動や生活改善などを考え直す。多彩なやり方を総合して実践することで、腎臓病であってもＱＯＬを高めることが出来るでしょう。

アントロキノノールで体調が回復。検査の数値も正常化して健康的な生活に

Iさん　64歳　女性

Iさんは6年前の健康診断の際、クレアチニンが高めであることがわかりました。クレアチニンは腎臓機能の指標ですが、Iさんはよくわかっておらず、あまり気にも留めませんでした。

しかしIさんのご子息はその意味が分かっていたので、Iさんにもう一度検査をするように勧めました。説得の結果、再度Iさんは検査に行きましたが、その時のクレアチニンの数値は正常でしたので、特に治療をすることはありませんでした。

しかし1年前、Iさんは下半身にひどいむくみの症状が現れたので、ご子息は焦ってIさんを病院に行かせました。検査の結果尿たんぱくが陽性で、尿素窒素も高めでした。

Iさんは初めて自分の腎臓に問題があることを知りました。病院はすぐに薬物治療を開始し、Iさんのむくみの症状はいったん解消されました。

その3か月後の病院の検査で、Iさんは、腎臓の血流がとても悪いことがわかりました。正常な腎臓の血流速度よりはるかに低いので、まのままだと腎臓がゆっくりと萎縮します。なぜなら血流速度が遅くなると酸素が足りなくなり、腎臓の硬化と線維化が進んでしまうからです。

Iさんはこの病状に大変落ち込み、西洋医療だけに頼らず、何か治す方法はないか調べ始めました。そうして出会ったのがアントロキノノールです。

アントロキノノールを1日36㎎摂り始め、3か月後に病院で検査を受けたところ、血流速度が回復し、もうすこしで健常者の数値となっていました。

この結果にIさんはとても喜び、アントロキノノールを引き続き飲み続けるだけではなく、食生活を見直し、運動を積極に取り入れました。

その結果、血流速度は正常な範囲まで回復し、クレアチニンも正常値となりました。

現在Iさんは治療は行っていませんが、アントロキノノールを飲み続けながら健康的な生活を過ごすように心がけています。

アントロキノノールで腎機能が改善した症例❷

アントロキノノールで数値改善。気持ちも前向きに変わった

Rさん　62歳　男性

私は今年62歳になります。以前、足にはひどいむくみがありましたが、当時は気にしていませんでした。ただの疲れか、もしくは水分の取りすぎと考えていました。しかし病院に検査に行くと尿たんぱくが4＋であり、尿白血球が25個（男性は1～2個が正常）もありました。

医者は「おそらくあなたは慢性腎臓病です」とのことでした。

そのまま病院で治療を開始しましたが、目立った効果がなく、尿たんぱく、むくみともに変化はありませんでした。

そこで同じ腎臓病になった親戚から、アントロキノノールを摂取してから腎臓病が改善したという話を聞き、私も試してみることにしたのです。

最初は尿たんぱく4＋、尿潜血3＋でした。二つの腎臓のｅＧＦＲ（糸球体ろ過量）は32で、二つの腎臓は中度の障害があるとのことでした。

私は食事や運動に気を付けながらアントロキノノールを飲み続けました。

そして2か月が経つと、舌苔の色がだんだんと薄くなっていることに気づき、それまでわからなかった食事の味も感じるようになり、顔色もよくなりました。

そして病院で検査を受けてみると、ｅＧＦＲが62まで回復していることがわかりました。私はとてもうれしく思い、引き続き現在も食事、運動に気を付けながらアントロキノノールを摂り続けています。病状は悪化するどころかよくなっています。

アントロキノノールで腎機能が改善した症例③

食事療法＋アントロキノノールで腎臓の数値が正常に。人工透析も回避

Oさん　61歳　男性

Oさんは暴飲暴食の生活を送っていたことから、腎臓の状態がよくありませんでした。5年の通院をしていましたが、人工透析が必要な状態になってしまいました。

Oさんの腎臓に関する検査では、クレアチニンが12・02㎎／dℓまで上がっていました。通常は6㎎／dℓ以上になったら人工透析を検討することになります。また患者が尿毒症、または薬物でむくみが制御できない時は、必ず人工透析になります。

しかしOさんは仕事のストレスが大きいことから、食事を腎臓病食に変えることができず、食事以外にも毎日甘い飲み物や塩辛いものを好んでいました。

運動はしたいと考えていましたが、仕事が忙しく時間がなかったのでやらなかったそうです。通院はしていたものの、尿毒素の値はゆっくり上昇し、もし食事療法を徹底しなければ、いつ尿毒症、もしくは緊急人工透析が必要になってもおかしくないと宣告されました。

そこでOさんは、初めて食事療法をはじめ、病院の薬も飲むようにしました。加えて始めたのがアントロキノノールです。

すると2か月後にはクレアチニンが7・63㎎／dℓまで下がりました。Oさんは検査数値が改善されたことをとても喜び、これをきっかけにますます食事療法をがんばり、運動を取り入れました。結果、人工透析は必要のない状況が続いているそうです。

アントロキノノールで腎機能が改善した症例④

人工透析後の不調が改善、透析回数も3回から2回に

63歳　女性　人工透析2年

アントロキノノールを飲む前、私は人工透析による血圧低下、足がつる、食欲がない、めまいなどに悩まされていました。

糖尿病を長年患ってきましたが、いつも眠りが浅く、便秘に悩まされていて、その後腎臓が悪くなり尿毒症となりました。病院の意見では人工透析が必要とのことで、2年前から週に3回人工透析をしていました。

人工透析を受けるようになってから、悪夢が始まりました。毎回血圧が下がり、めまいがひどく、両足がつり、食欲がなく吐き気がしました。数時間休んで、ようや

くものが食べられる状態でした。

医者は私に、水を飲み過ぎて体重が増えているので、人工透析後に血圧が下がりやすいと指摘しました。しかし私は、人工透析の時は水を一口しか飲んでいません。飲み過ぎると吐いてしまうためで、飲みすぎることはまずありませんでした。

それでも毎回、人工透析で体重が2kg増えていましたが、他の人工透析者に比べればましだと思います。

私にとって、定期的に受ける人工透析はとても苦痛で、何とかして回数だけでも減らせないかと考えていたのです。

そこで私は、友人の勧めでアントロキノノールを飲みはじめました。

1日36㎎を摂取し、飲みはじめてから2週間で、まず足がつる症状が改善されました。そして3週間後には尿の量がふえ、人工透析からの回復が早くなりました。4週間後には足のむくみが改善し、人工透析からの回復もさらに早くなり、よく眠れるようになりました。6週間後には、人工透析をしても血圧が下がらなくなり、食欲も出てきました。

3か月後にはさらに尿の量も多くなり、人工透析後の回復もさらに速くなりました。そして食欲も戻り、めまいも改善して血圧が下がることも少なくなりました。そして医師から、最近状況が安定しているので、しばらく人工透析を週2回にしてみましょうと言われたのです。

人工透析は私にとって大きな負担であったので、今とてもうれしいです。

第4章

実践編Q&A
自分でできる腎臓病改善法

腎臓病を知るためのQ&A

Q 尿検査で腎臓病かどうかわかりますか？

A 尿検査だけでは判断できません。血液検査、画像診断、腎生検などいくつかの検査で腎臓病かどうかがわかります。

尿検査でわかること

会社等の健康診断で行われる尿検査は、試験紙を尿にひたして、たんぱく尿や血液が混じっているかどうかを調べます。腎臓病であればほとんどの場合、何らかの異常が現れるので、それを手がかりに再検査を行います。たんぱく尿とは、尿にたんぱく質が含まれていることです。

検査結果で陰性（−）であれば、たんぱく質は含まれていません。陽性（＋）であればたんぱく質が含まれており、（＋1）（＋2）（＋3）と数字が大きくなるにつれて量が多いことになります。

なお、健康な人の尿にも、ごくわずかにたんぱく質が含まれています。擬陽性（＋−）という結果でも、通常は陰性（−）の人もいます。心配であれば再検査を受けましょう。

たんぱく尿とは

たんぱく質は我々の体の主要な成分なので、腎臓が健康であれば、しっかりキープして再吸収し、ほとんど尿に混ざりません。たんぱく尿が出るのは、腎臓の糸球体の濾過機能に何らかの異常が起きて、たんぱく質が再吸収できず漏れてしまったためです。

ただ、たんぱく尿が出たからといって必ず腎臓病とは断定できません。稀に激しい運動の後や、風邪などで熱が出た後にたんぱく尿が出ることがあります。

特に子どもの場合は、日中活発に活動した後でたんぱく尿が出ることがありますが、成人になればほとんど自然に治ってしまいます。

日中の活動や飲んだものが尿に影響する場合があるため、尿検査は、朝一番の「早朝尿」が理想的です。健康診断の日は、前日夜から「水以外飲まないように」と指示されることがあります。それは色々な原因が尿に出ることがあるためです。

必ず再検査を

腎臓病は初期にはほとんど自覚症状がありません。そのため尿検査で異常があっても、「特に痛くもかゆくもないし」と、無視してしまう人が非常に多いのです。検査結果が「再検査」であれば必ず受診して確かめましょう。腎臓病は、早期であれば治る時代です。

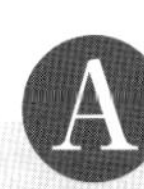

尿検査で尿潜血が陽性（＋）でした。腎臓病なのでしょうか？

A 血尿が出る原因はたくさんあります。原因を突き止めましょう。

尿路系の出血

尿検査の項目に「尿潜血」という項目があります。尿に血液が混じっていないかどうかを調べるものです。

尿潜血が陽性（＋）になったとしても、血尿の原因はたくさんあるので、それだけで腎臓病とは限りません。尿路（尿が作られて排泄されるまでの経路）の臓器（腎臓、膀胱、尿路など）のどこかで、出血しているということです。例えば膀胱炎、腎盂腎炎などの感染症、尿管結石、尿路の悪性腫瘍などが考えられます。腎臓のどこかに異常が起きている可能性もあります。

またたんぱく同様、激しい運動の後や尿路系の外傷などでも血尿が出ることがあります。また女性の場合、婦人科系の病気や、単純に生理の経血が混じることもあります。

一度尿潜血が陽性になったら、検査を繰り返して確認しましょう。

尿たんぱくと尿潜血の両方なら要注意

尿たんぱく、尿潜血のどちらかが陽性（＋）の検査結果であっても、それだけでは原因は特定できません。いくつか他の検査をして確かめなければならないでしょう。

しかし尿たんぱくと尿潜血の両方があれば、腎臓に何らかの異常が起きている可能性が高いとされています。

尿検査でわかることは限られているので、異常があれば再検査を受け、原因をつきとめましょう。

腎臓病というと「不治の病」「治らない」「人工透析」と、悪いことばかり連想するかもしれませんが、今は時代が変わりました。

腎臓病も早期発見、早期治療で治るケースが多くなっています。そのためにも、少しでも異常があれば精密検査を受けて原因をつきとめ、早い治療につなげましょう。

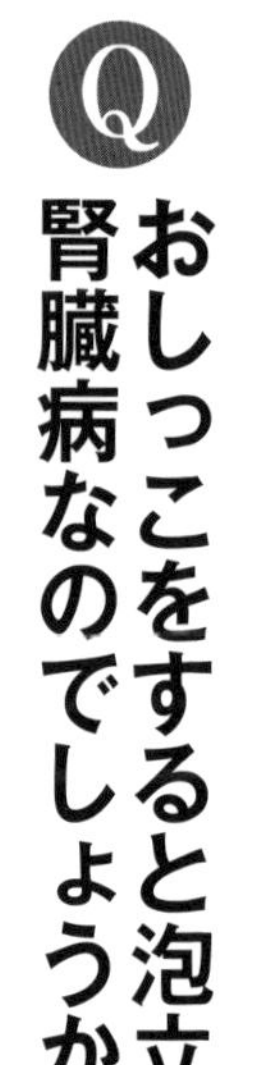

おしっこをすると泡立ちます。腎臓病なのでしょうか。

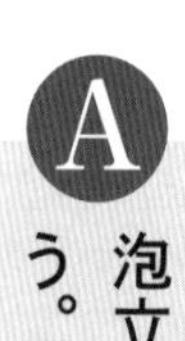

泡立っても何でもないことが多いですが、検査を受けた方がいいでしょう。原因をつきとめましょう。

“泡”が消えないおしっこは要注意

おしっこをすると泡立つ、おしっこが臭い、という経験はないでしょうか。健康な人のおしっこは、泡立ってもすぐに消えます。泡がしばらく消えない場合、あるいはおしっこをする度に泡立つ場合は、何らかの異常を考えた方がいいでしょう。

いくつか原因が考えられます。それは「尿にたんぱくが含まれている」「尿路系に何らかの感染がある」「尿に糖が含まれている」などです。

尿にたんぱくが含まれている「たんぱく尿」の場合は、腎臓の糸球体の濾過機能に何らかの異常が起きて、たんぱく質が再吸収できず漏れてしまった可能性が考えられます。

「尿路系に何らかの感染がある」場合は、膀胱炎や腎盂腎炎の可能性があります。細菌による感染なので、多くは抗生物質による治療で治ります。

「尿に糖が含まれている」場合は糖尿病の可能性が高いです。必ず受診して、糖尿病の有無や異常の原因を確かめましょう。

糖尿病性の合併症に糖尿病性腎症があります。この病気は、人工透析を導入する人の4割を占め、日本では最も多くなっています。

「おしっこが臭い」場合も要注意

おしっこが臭い場合があります。その臭いが甘ったるい場合は、尿に糖が含まれていて糖尿病の可能性があります。

おしっこは排泄したばかりの時はさほど臭いません。いわゆるアンモニア臭は、排泄した後で少し時間がたち、細菌が尿素を分解して発生したものです。排泄したばかりなのに臭いが強い場合は、腎臓を含めて尿路系の異常が考えられます。

なおビタミン剤を飲んだ後で黄色いおしっこが出たり、コーヒーをたくさん飲んだ後にもふだんと違う臭いがするのは問題ありません。

Q 血液検査で特に気をつける項目は何ですか？

A 関係する項目は色々ありますが、中でも重要なのが血清クレアチニン値と糸球体濾過量です。この数値が分かると、腎臓がどうなっているか数値で確認できます。

正常値は男性1・2㎎／㎗以下、女性1・0㎎／㎗以下

クレアチニンとは、筋肉に含まれているたんぱく質の老廃物です。健康な人の腎臓では、尿素窒素と共に腎臓の糸球体で濾過され、尿中に出てしまいます。腎機能が低下すると尿中に出なくなり、血液中に留まって全身を巡ってしまいます。この値が高くなるということは、腎機能が低下しているということです。

血清クレアチニンの正常値は、年齢や性別、筋肉量などで変わりますが、おおよそ

の正常値は男性1・2㎎/dℓ以下、女性1・0㎎/dℓ以下です。

糸球体濾過量（GFR）は大きいほどよい

次に重要なのは糸球体濾過量（GFR）。これは腎臓の糸球体に、どのくらい老廃物を濾過する能力があるかを示しています。この数値が大きいほど濾過する能力が高いと考えられます。数値が60未満の場合、腎臓の濾過機能が低下している可能性があります。

推算糸球体濾過量で慢性腎臓病（CKD）の進行度（ステージ）がわかる

腎機能は、年を取ると少しずつ弱っていきます。また性別や体格（筋肉量）によっても腎機能の正常範囲は変わってきます。

そこで血清クレアチニンと糸球体濾過量に、年齢、性別を加味して計算したものを推算糸球体濾過量（ｅＧＦＲ）といい、腎臓病の慢性的な病状（慢性腎臓病・ＣＫＤ）、重症度を判断するための指標になっています。

複雑な計算なので、自動計算サービスを利用してみてはいかがでしょう。インターネットで「推算糸球体濾過量」「計算式」と検索してみてください。血清クレアチニン値、年齢、性別を入れるだけで、数字だけ入力すれば計算できるサイトに行きつきます。ｅＧＦＲがわかると慢性腎臓病（ＣＫＤ）のステージ（重症度）もわかります。

血圧が高めですが腎臓に悪いのでしょうか？

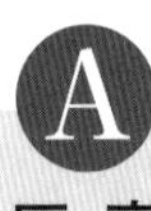

高血圧は腎臓病の発症、進行の大きな要因です。また腎臓が弱ったので血圧が高くなったのかもしれません。

血圧と腎臓病の関係

腎臓は、塩分と水分の調整によって、血圧をコントロールしています。しかし血圧が低すぎて腎臓に流れ込む血液が少なくなると、腎臓はレニンというホルモンを出して血圧を上げようとします。ところが、血圧が高い状態が長く続くと、今度は腎臓の糸球体がダメージを受けて弱ってしまいます。今度は塩分と水分の調整が十分にできず、血液量が増加して血圧が上がります。血圧が上がれば腎臓への負担が増え、ますます腎臓の機能が低下するといった悪循環に陥ることになります。

もし原因不明の高血圧が続いたら、原因は腎臓の病気かもしれません。検査を受けて腎臓の状態を確かめましょう。

高血圧が心臓病や脳卒中をまねく

腎機能が低下すると、高血圧や動脈硬化なども同時に進んでしまいます。腎臓が弱っているということは、全身の血液が汚れ、血管も傷んでいくということだからです。

血管が傷めば動脈硬化が進み、心臓や脳の血管も弱って、詰まったり破けたりするようになります。これが心臓で起きれば狭心症や心筋梗塞、脳で起きれば脳梗塞や脳出血です。いずれも命に関わる重篤な病気です。自覚症状がないまま命の危険をまねくことから、高血圧を〝サイレントキラー〟と言います。

慢性腎臓病（ＣＫＤ）も同じです。慢性腎臓病と高血圧が合併すれば、その危険は何倍にもなることを多くの人に知って頂きたいものです。慢性腎臓病の進行を止め、心臓病や脳卒中を防ぐためにも、しっかり血圧をコントロールしましょう。

Q

慢性腎臓病（CKD）で血圧も高いです。高血圧の薬として利尿剤が処方されています。しかし利尿剤は血中カリウム量を増やすので腎臓によくないのではないでしょうか？

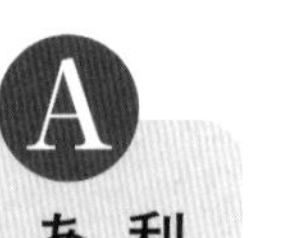

利尿薬には色々な種類があり、カリウム量を上げるものも下げるものもあります。病状によって処方は変わるので確認してみてはいかがでしょうか。

高血圧と利尿剤

利尿剤は、よく高血圧の治療に用いられる薬です。食事などで塩分が多く体内に入ると、体は体液の浸透圧を一定に保とうとして体液の量を増やします。それで血液の量が増加して血圧が上がるのです。利尿剤は、尿によって塩分と尿を排泄させ、体液（血液）量を減らして血圧を下げようとする薬です。

ただし利尿剤にも色々なタイプがあって、カリウム量を増やすものも減らすものもあります。患者さんの病状によって、処方される利尿剤も違ってきます。

もしカリウム値を上げるタイプの利尿薬が出ているのであれば、患者さんのカリウム値が低下している場合が考えられます。

健康診断で尿にたんぱくが出るなど腎臓病の疑いがあれば、ぜひ腎臓専門医を受診して、詳しい病状をきちんと調べてもらいましょう。

今日、国はすべての国民にかかりつけ医を持つよう広めていますが、病気によっては専門医の助けが必要な場合もあります。

慢性腎臓病（ＣＫＤ）治療は、今、大きく変化しているところです。昔ながらの方法では最良の治療にならない場合もあります。ぜひ専門医を受診し、詳しい検査を受けていただきたいものです。その後、かかりつけ医と連携して治療を進めるとよいでしょう。

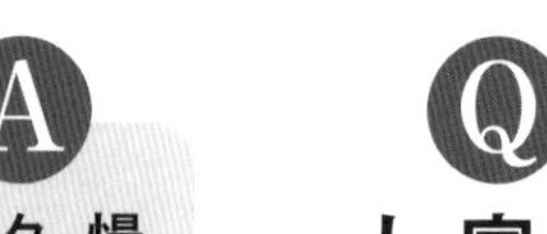

Q 慢性腎臓病（CKD）になってしまいました。家系に腎臓病の人はいないし糖尿病でもありません。なぜでしょう？

A 慢性腎臓病（CKD）を生活習慣という角度で考えると、肥満、メタボリックシンドローム、脂質異常症、喫煙などが背景にあることが多いですが、それだけではありません。

不健康な生活習慣が原因？

慢性腎臓病（CKD）の原因には様々なことが考えられます。例えば暴飲暴食、運動不足といった長年の生活習慣が挙げられます。食べすぎや（アルコールの）飲みすぎは、体の水分やミネラルの調整を行っている腎臓にとって、大きな負担になっています。

暴飲暴食は肥満、メタボリックシンドローム、脂質異常症や高尿酸血症につながります。高尿酸血症という呼称はまだ馴染みがないかもしれませんが、ほぼ痛風です。血液中に尿酸が多く存在する状態で、放置すると尿酸が足の親指の付け根などの関節が赤く腫れて、強烈な痛みになります。痛風の高尿酸も、やはり腎臓にとっては大きな負担です。

ようするに、体に悪い、不健康な生活のしわ寄せがすべて腎臓にきて、腎臓はその不健康を解消しようと頑張りすぎて病気になってしまう、ということがあるのです。ただし慢性腎臓病（ＣＫＤ）には、慢性糸球体腎炎のように免疫に関わる病気もあります。こちらは生活習慣とは関係のない体内の不調が原因です。次の項目でご説明します。

喫煙は百害あって一利なし

タバコの煙には１０００種以上の化学物質が含まれており、そのうち２００種以上が明らかな有毒物質です。ニコチンやタール、一酸化炭素などの有毒物質は、タバコの煙を吸い込んだ後血液に溶け込み、全身の臓器に運ばれていきます。そして「血管の収縮」「血糖値の上昇」「中性脂肪の増加」等の健康障害を引き起こします。

1日に150ℓもの血液を浄化している腎臓にとっても、タバコの有毒物質は大いに負担であり、慢性腎臓病（ＣＫＤ）の原因物質になります。そして重症化の原因にもなっています。

非喫煙者と重喫煙者では、末期腎不全になるリスクが1・7倍も高くなるという報告があります。まさに喫煙は「百害あって一利なし」。禁煙は必須です。

Q 子どもや若い人でも腎臓病になります。生活習慣には関係ないのでは？

A 慢性糸球体腎炎などの一部の腎臓病は、生活習慣とは関係なく、免疫の誤作動が関わっていると考えられています。

免疫物質が腎臓で炎症を起こす

慢性腎臓病（ＣＫＤ）の1つである慢性糸球体腎炎には、ＩｇＡ腎症という病気があります。日本人にとても多い病気で、慢性糸球体腎炎の3分の1がＩｇＡ腎症とであることがわかっています。

ＩｇＡとは、本来は体を守る免疫物質の一つであるImmunoglobulin A（免疫グロブリンA）の略です。最近はアレルギーの人が多いので、免疫グロブリンという言葉は聞いたことがある人が多いのではないでしょうか。

この免疫物質ＩｇＡが、人が風邪や扁桃腺炎などにかかった時に発生し、血液に乗って腎臓に行き着き、糸球体に沈着して炎症を起こすのがＩｇＡ腎症です。本来あるべきでないところで誤って炎症（免疫反応）を起こし、血尿やたんぱく尿が出現するのですから、大変困った腎炎です。

10代から30代の比較的若い人に多い病気ですが、どんな年代でもかかる人がいます。生活習慣には関係のない、免疫の誤作動が原因の腎臓病です。

膠原病がきっかけのループス腎炎

ループス腎炎は、自己免疫疾患・膠原病の一種、全身性エリテマトーデス（ＳＬＥ）の患者さんが合併してかかる腎臓病です。

腎臓の糸球体に、ＳＬＥで出来てしまう免疫物質が沈着し、そこであやまって炎症を起こしてしまいます。たんぱく尿や血尿がみられ、だるさやむくみ、高血圧も起こります。

この病気は、発症のしかたがＩｇＡ腎症とほぼ同じです。ＳＬＥの人の４割以上がこの病気を合併するようです。

自己免疫疾患とは、本来、細菌やウイルスなどの外敵をやっつけるはずの免疫システムが、誤って自分の体を攻撃してしまう病気です。ＩｇＡ腎症同様、この病気も生活習慣には関係がありません。

にもかかわらず、腎臓病全体が不健康な生活習慣が原因であるかのように語られているため、誤解され、社会的にも損をしている点は気の毒と言わざるをえません。

ネフローゼとはどんな病気ですか？

A

ネフローゼとは単一の病気ではなく、色々な病気に共通して起こる腎臓関連の症状のことです。複数の症状があるのでネフローゼ症候群と言います。

腎臓以外の原因でも発症

ネフローゼ症候群を引き起こす病気はたくさんあります。腎臓に関連して起こる微小変化型ネフローゼ症候群、膜性腎症、ＩｇＡ腎症、巣状分節性糸球体硬化症、膜性増殖性糸球体腎炎など。腎臓以外に原因がある病気としては全身性エリテマトーデスなどの膠原病、アレルギー疾患などが原因になることもあります。

性別や年代にかかわらず発症しますが、おおもとの病気が何であるかによってかかりやすい年代があります。

共通する特徴的な症状として、尿にたんぱくがたくさん出ることが挙げられます。そのため血液中のたんぱくが減り（低たんぱく血症）、結果、ひどいむくみ（浮腫）が起こります。

自覚症状として、次のようなことが起こったら、ネフローゼ症候群を疑いましょう。

▼おしっこが泡立ち、泡が消えない。
▼まぶたが腫れ、顔や手足がむくむ。
▼体に水分がたまるので体重が増える。

はじめは無症状だが悪化すると命に関わる

多くの腎臓病と同様に、ネフローゼ症候群も、はじめは自覚症状がほとんどありません。石鹸を泡立てたような、普通はまず見ることのないおしっこの泡が特徴的なので、驚いて受診する人もいます。

その段階で詳しい検査を受ければ、すぐにネフローゼ症候群とわかって治療につながります。早期発見・早期治療であれば、回復は比較的早い病気です。

ただしこの病気に気づかずに放置すると重症化し、代謝出来なくなった水分がお腹や肺のまわりにたまるようになります。最悪の場合、腎不全や心筋梗塞、肺塞栓症など、命に関わる病気になってしまうこともあります。

腎臓は1日に150ℓの血液を濾過するそうですが、どうしてそんなに大量に処理しなければならないの?

A

1日中血液を循環させて、常に血液の状態を把握し、成分の過不足を調整しているのです。血液の量は5ℓくらいで、150ℓも血液があるわけではありません。

150ℓの99%を再吸収?

腎臓は、血液の管理人のような仕事をしています。

我々が毎日、食事をしたりお茶を飲んだりして体に取り込んだ栄養と水分は、消化吸収されて血液に取り込まれます。また、おしっこや汗で、水分が何度も排出されています。

このように水分や栄養の〝出し入れ〟を1日中繰り返しているので、血液の中身も刻々と変化していきます。そこで腎臓が血液を24時間監視し、成分の過不足を把握し、必要な成分はたくさん吸収し、不要なものは尿として排出しているわけです。

水分と栄養の出し入れをするために、腎臓では入ってきた血液から不用なものを取り除いた原尿の99％を再吸収し、何度も繰り返し循環させているわけです。

血液が腎臓を繰り返し通過するので合計150ℓ。多すぎるように思いますが、だからこそ余裕をもって、きめ細かく対応し調整できるのです。

ホメオスタシス

体の中の状態、例えば水分、水分のうちの血液量、血液の中のミネラルなどが常に一定に維持されていることをホメオスタシス（生体恒常性）と言います。

体内では腎臓がその役割を持ち、前述のように血液、そして水分を24時間管理して、成分を調整しています。

たとえば私たちの体温は、約36〜37℃に保たれています。外気が35℃の真夏でも、氷点下の真冬でも、体温は一定ですよね。体温が上がれば汗をかいて体温を下げ、寒さでこごえそうな時は、放熱しないように維持しています。

体温を維持しているのは自律神経ですが、変化の大きい血液などの体液を一定の状態に維持しているのは腎臓です。全く変化しないというよりは、ある一定の狭い範囲を変動しながら、常態に近づけようとしているということです。

生活改善のためのQ&A

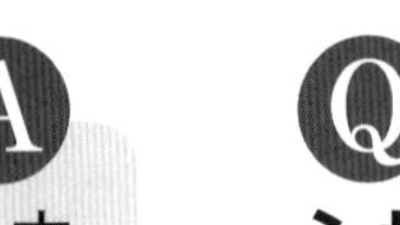

Q　慢性腎臓病（ＣＫＤ）は心臓病や脳卒中になりやすいって本当？

A　本当です。心臓病や脳卒中を起こすリスクが、そうでない人の3倍とも言われています。

血管の病気になりやすい

慢性腎臓病（ＣＫＤ）は腎臓の病気ですが、同時に血液や血管の病気です。慢性腎臓病（CKD）はどの病気であっても腎機能が低下するので、血液をきれいにすることが出来ず、血管の動脈硬化が進んでしまいます。

すると高血圧、糖尿病、脂質異常症、それ以外の心臓や脳の血管の病気が起こりやすくなるのです。

慢性腎臓病（CKD）が進行して腎不全になると、多くは人工透析治療に移行します。慢性腎臓病（CKD）の患者さんの死因は腎臓病ではありません。人工透析の患者さんの4人に1人が、心不全などの心臓病で亡くなっています。動脈硬化から起こる脳卒中も合わせると3人に1人になります。（日本透析医学会「慢性透析療法の現況」2018年から）

腎臓病が心臓に負担をかける

腎臓の仕事が血液をきれいにすることだとすると、その血液を全身に送り出すのは心臓の仕事です。腎機能が低下すると、体の中の余分な水分を十分に排泄することが出来なくなるので、血液及び体液が増えて、心臓に負担がかかります。

また腎機能が低下すると、血液中のミネラルの調整もうまくいかなくなり、心臓に酸素や栄養を運ぶ冠状動脈に石灰化が起こりやすくなります。そうなると動脈硬化がさらに進み、心筋梗塞が起こりやすくなるのです。

慢性腎臓病（ＣＫＤ）の患者さんは、定期的に心電図や心エコー、心筋シンチグラフィなどの心臓の検査を受けておく必要があります。

Q かなり太っています。やせなければいけませんか？

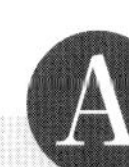

肥満は腎臓病にとって大問題です。適正体重をめざしましょう。

肥満は生活習慣病のもと

若い時は太っていて健康な人もいますが、年月を経ると血圧が上がったり、コレステロール値が上がったりして、メタボリックシンドロームなど生活習慣病をまねきます。生活習慣病は、すべてが腎臓にとって負担になると言っても過言ではありません。

特に肥満は、高血圧、糖尿病、脂質異常症に直結し、腎臓病のみならず心臓病や脳卒中などの血管疾患の温床になってしまいます。

できればかかりつけ医に相談して、無理なく体重を落として適正体重をめざしましょう。

適正体重はＢＭＩ＝22

医学的に「適正体重」を目指すならば、指標になるのはＢＭＩ（Body Mass Index）です。

ＢＭＩはボディマス指数とも言い、体重と身長から算出される肥満度を表す体格指数です。成人ではＢＭＩが国際的な指標になっています。

計算式は次の通り。

ＢＭＩ＝体重（kg）÷［身長（m）の2乗］

１６０㎝で体重56kgの人のＢＭＩは、

56kg÷（１・６×１・６）＝21・８７５。ＢＭＩはおよそ22です。

日本肥満学会は、ＢＭＩ＝22が適正体重（標準体重）であり、統計的に最も病気になりにくい体重としています。

身長１６０㎝の人であれば、適正体重は１・６×１・６×22で56・32㎏です。

また、ＢＭＩ＝25以上を肥満、18・５未満を低体重としています。

現在のご自身の体重と適正体重を比べて、やせる目標をたてましょう。

減量方法はたくさんありますが、リンゴダイエットやゆで卵ダイエットなどのような極端なものでなく、医学的に妥当で無理のない方法をとりましょう。腎臓病対策でのダイエットは、腎臓に負担をかけない健康的なものでなければなりません。医療機関でも減量方法についての資料を配布しているので参考にしてください。

慢性腎臓病（CKD）予防の食事で気をつけることは？

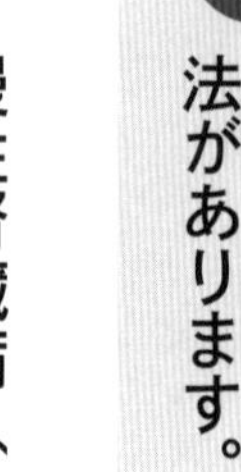

世界的な調査による慢性腎臓病（CKD）の予防、及び進行を抑える食事法があります。

慢性腎臓病（CKD）予防、進行を抑える食事方法

オーストラリアのボンド大学の研究チームが、63万人の成人を対象に、慢性腎臓病（CKD）予防、あるいは慢性腎臓病（CKD）の進行を抑制する食事法についての研究結果を報告しています。それによると次のような方法が有効だとしています。

▼塩分や脂肪の多い肉や加工肉を減らす。
▼野菜、豆類、ナッツ、全粒穀物、魚、低脂肪の乳製品、果物の摂取量を増やす。

▼糖質の多い菓子類、清涼飲料を減らす。
▼アルコールは適量に抑える。

この調査によると、以上のような食事方法で、慢性腎臓病（ＣＫＤ）の発症リスクを30％減少でき、初期の腎障害の指標であるアルブミン尿のリスクも23％低減出来るとしています。

「減らす」「増やす」「適量」など、量的な指標は全くない大ざっぱな方法ですが、深刻な病状でなければ、それで充分なのかもしれません。検査の数値に多少不安があっても、はっきり腎臓病と診断されていない人にはこうした方法でもいいと言えます。

腎臓によくない食べ物とは?

腎臓に負担をかける食品はなるべく減らした方がいいのは確かですが、だからといって「全く塩分をとらない」「たんぱく質はとらない」「カリウムはとらない」のがいいわけではありません。どれも必要だけれど、さりとて腎臓の負担にならないように、という難しいバランスをとらなければならないわけです。

高血圧を防ぐためと言っても、塩分がゼロでは体は動きません。たんぱく質は体をつくる最も基本的な栄養素です。

食事療法が何より大事だからと言って、あまり細かく約束事を作りすぎ、徹底しすぎるとストレスで体調をこわす人もいます。病状に合った食事療法、その人の性格にあった食事療法を考える必要があります。

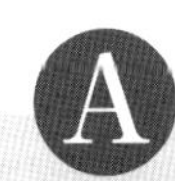

Q お酒が大好きなのですが、飲んではいけませんか？

A 適量であれば大丈夫です。飲みすぎは絶対ダメです。

適量のお酒とは

慢性腎臓病（ＣＫＤ）であっても、お酒（アルコール）は禁止されてはいません。アルコールが腎臓に悪影響を与えるというデータはありません。

むしろお酒を飲むことでストレス解消につながり、リラックス効果が得られる人も多いことでしょう。適量であれば飲んでもよいとされています。

ただしその〝適量〟が問題です。

どのくらい飲んでもいいのかは、まず病状、腎臓病の進行度、合併症、腎臓病以外の病気、飲んでいる薬などで変わってきます。お酒が飲めるかどうか、どのくらいなら飲んでも腎臓に支障がないか、主治医に相談しましょう。高血圧、糖尿病性腎症や痛風腎など、合併症で食事制限がある場合は、必ずそれを守りましょう。

飲んでもかまわないということになったら、まず飲む量を決めます。

例えば1日に缶ビール350㎖缶1本、日本酒お銚子1本（200㎖）、ワインをグラス2杯など。それを飲み切ったら、それ以上飲まない、と決めて楽しんではいかがでしょう。

つまみに注意

お酒（アルコール）自体は、低たんぱくで塩分もなく、腎臓に害はないのですが、ツマミには充分注意が必要です。

お酒のツマミは塩分の多い、高たんぱくな食品が多いものです。例えば冷や奴、枝豆、焼き鳥3本というツマミはどうでしょう。豆腐にかける醤油、枝豆にかかっている塩、焼き鳥のタレなどは塩分が多くなりがちです。自宅であれば、療法食用の減塩醤油や減塩塩、焼き鳥には塩とレモンなどを使えば、塩分はかなり下げられます。

また人にもよりますが、お酒は、酔って気持ちが大きくなるという問題もあります。お酒を飲むと、食事制限に対する意識が薄れる可能性があります。自身の意志の強さ、弱さを考えて、どのように飲むかを検討しましょう。

漫然と毎日少しずつお酒を飲むのではなく、週に2回、金曜日、土曜日にだけお酒を解禁にして、それを楽しみにするなど、自分に適した飲み方を決めておきましょう。

慢性腎臓病（ＣＫＤ）は必ず食事制限をしないといけませんか？　早期には普通の食事で大丈夫？

Ａ

残念ながら慢性腎臓病（ＣＫＤ）とわかった時点で、なんらかの食事制限を始めなければなりません。

まずは食事療法

慢性腎臓病（ＣＫＤ）の患者さんが、まずしなければならないのは塩分制限です。次いで段階をおってたんぱく制限、カリウム制限、リン制限となります。

慢性腎臓病（ＣＫＤ）は血液の浄化が出来なくなる病気です。血液は毎日の食事内容そのものなので、腎臓の能力に応じた食事をしないと、有毒な成分や水分が体にたまってしまい、様々な合併症をまねきます。

食事療法を全くしないで、食べたいものを食べたいように食べていると、近い将来人工透析になり、ずっと不自由な生活をしなければなりません。また人工透析は別としても、腎機能が落ちていると、心臓病や脳卒中になる確率が、そうでない人の3倍にもなります。

最近は治療用の食品が充実してきたので、塩分ほか色々な成分を制限しても、それほど味気ない食事と言うわけではありません。

塩分制限はなぜ必要か

慢性腎臓病（CKD）と診断されて、まず制限が必要なのは塩分です。

慢性腎臓病（CKD）の人は高血圧であることが多いです。以前からの高血圧であれば、塩分制限は指導されていることでしょう。

しかし慢性腎臓病（CKD）では、人間の体液全体の観点から塩分制限を行うことが必要になります。

人間（成人）の体の６割は、電解質（塩分やカリウム）などを含んだ体液からできています。その体液量全体を調節しているのが塩分であり、その調整と排泄を担っているのが腎臓です。腎機能が低下すると塩分の排泄機能が低下して体に残り、塩分を摂りすぎると排泄できずにさらに体に溜まります。

塩分は水と一緒に体に入り、それが体液（塩水）として体に溜まり（体液過剰）、むくみ（浮腫）、高血圧をもたらし、これが進めば心不全や肺水腫にもなります。

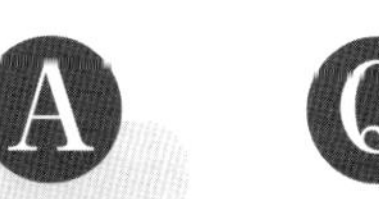

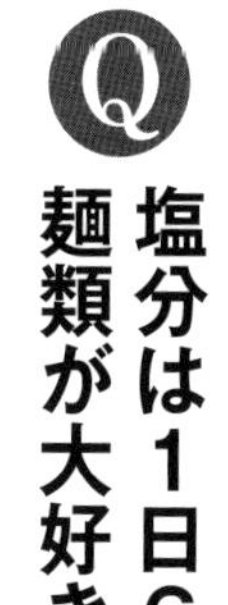

Q 塩分は1日6gが適量だそうですが、麺類が大好きなので耐えられそうもありません。

A 目標は3g〜6gです。毎日きっちり6gではないので大丈夫ですよ。

目標摂取量は2〜3日換算で

日本食は世界的にも塩分過多です。一般的なラーメンやうどん・そば（汁そば）の塩分量は6g前後。ラーメン1杯を食べただけで、1日分の塩分摂取量になってしまいます。

こうした塩分過多の食事が高血圧や胃がんの原因とされているので、慢性腎臓病（CKD）でなくても、1日の塩分摂取は6g以下を目標にした方がいいのです。毎日きっちり6gではなく、2〜3日で6g×2〜3＝12〜18gでいいので、意識しておきましょう。

はじめは1日6gの塩分の調味料を小皿に入れてみます。塩、醤油、味噌に分けておき、それを使って調理してみます。

次の3つの調味料で合計6gですが、いずれも減塩のものに切り替えれば、もっと多く使えます。

塩……………小さじ3分の1（塩分2g）
濃口醤油……大さじ2分の1（塩分2g）
味噌…………大さじ2分の1（塩分2g）

減塩のヒント

▼味噌汁などの汁物を食べるのは、1日3食のうち1食だけにします。

▼ラーメンやうどんなどの汁そばは週1回までと決め、1回食べたら翌日から2日くらい汁物はなしにします。

▼調味料としてレモンや酢などの酸味、カレー粉や唐辛子などの辛みを使って、塩味の薄さを補うのも有効です。野菜サラダなどは、塩がなくてもレモンとオリーブオイル、胡椒だけで充分おいしく感じるようになります。

▼しっかり出汁を利かせると、あまり塩味がなくても満足感が得られます。

▼揚げ物や炒め物など、油を使った料理はこってりして、あまり塩味がなくてもおいしく食べられます。

濃い目の味が好きな人も、薄味の料理にはすぐ慣れますので安心してください。薄味が当たり前になるので、味気ないと思うのははじめのうちだけです。

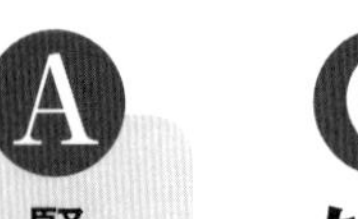

なぜ慢性腎臓病（CKD）はたんぱく制限が必要なの？

腎臓の負担を減らすためです。

体重1kgあたり1gのたんぱく質

たんぱく質という栄養素は、体内で消化吸収され、分解された後に老廃物が残ります。それが尿たんぱく、尿素窒素などです。健康な腎臓は、その老廃物を上手に濾過して尿として捨てているので、食べる量をあまり気にしなくてもいいのです。

腎機能が衰えてくると、排除すべきものの処理能力が低下し、老廃物が体に残ってしまい様々な合併症を引き起こします。

慢性腎臓病（ＣＫＤ）の進行度によりますが、たんぱく質の摂取量の目安は、標準体重１kgあたり１gとされています。体重60kgの人なら、たんぱく質摂取量は60gまでです。

たんぱく質60gというと、ほんの少ししか食べられないように感じますが、そんなことはありません。たんぱく質は、肉や魚に多く含まれますが、水分や脂分を除くとおよそ全体の２割程度しかありません。60gのたんぱく質を食べるには、その５倍。約２５０～３００gの肉や魚を食べることになります。もちろん１日３回に分けて食べるので、１食あたり80～１００gです。

栄養失調にならないように

たんぱく質は肉や魚以外に豆腐、納豆、卵にも多く、野菜や芋類にも少量が含まれています。単純にたんぱく質の多い食品で計算するだけではうまくいきません。

ただし、たんぱく質を減らすと、全体の摂取カロリーが減ってしまい、体は生命維持のために筋肉を分解するようになります。いわゆる「筋肉から痩せる」という事態です。筋肉はたんぱく質であり、それが分解されるわけで、今度は窒素代謝物（ＢＵＮ）が増え、腎臓に再度負担をかけることにつながります。

栄養素の計算は難しいので、まずは医師や管理栄養士など専門家の指導を受けて、必要量や目安を把握して毎日の食事にいかしましょう。

慢性腎臓病（ＣＫＤ）の患者さんのための「腎臓病食品交換表」というものが書店などでも販売されているので、それらを参考にするのもよいでしょう。

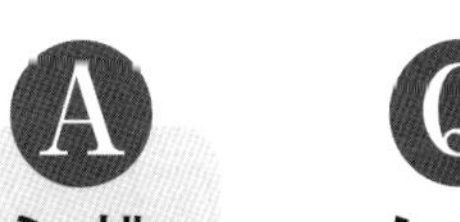

Q 慢性腎臓病（CKD）では、なぜカリウム制限が必要なのですか？

A 排出されずに体にたまると、不整脈や心不全につながるリスクがあるからです。

多すぎる塩分（ナトリウム）を排出する

カリウムは体にとって重要な電解質（ミネラル）です。代表的なはたらきは塩分（ナトリウム）を排出する作用です。塩分を調節することで高血圧を防いだり、水分の代謝をよくして浮腫（むくみ）を解消したりしています。

他にも筋肉の収縮や神経の情報伝達もサポートしています。

よく「果物を食べましょう」と言われるのは、カリウムの多い果物を食べて、摂りすぎた塩分を排出するためでもあります。ただしそれは腎臓が元気な時です。ある程度腎機能が低下すると、塩分だけでなく、カリウム自体が濾過されず、体内でダブついてしまいます。

カリウムが体内にたまって起きるのが高カリウム血症です。手足のしびれや不整脈などが現れ、最悪の場合心不全を起こして死に至る可能性が出てきます。

カリウムの多い食品を控える

高カリウム血症を防ぐためには、カリウムの多い食品を控えるようにしなければなりません。カリウムの多い食品はトマト、ブロッコリーなどの野菜類、バナナ、メロンなどの果物、干物、いも類、豆類などたくさんあります。

カリウムの多い食品は、ビタミンや食物繊維が多く健康的な食品が多いので、全く食べないのではなく、茹でこぼしたり、水にさらしたりしてから食べるようにします。カリウムは水溶性で、茹でたり水にさらしたりすることで、溶けて減少するからです。

果物は缶詰なら少量食べてもよいとされています。ゆでこぼしたのと同じ加工がしてあるからですが、そのシロップは飲んではいけません。

カリウムはナトリウム（塩分）と違って、「しょっぱい」「苦い」など味覚ではわかりにくいものです。摂取を控えたつもりでも、それが適正かどうかわかりにくいのです。そこで検診の際の血液検査がチェックポイントになります。血清カリウム（K）値が5・5以上だとカリウムの摂取量が多い、と判断されます。

尿中へのカリウム排泄量は多くはないため、いったん「多い」と判断されると、カリウム制限を強化して様子をみなければなりません。

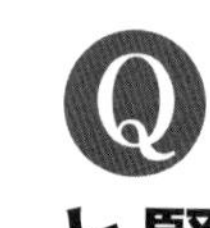

腎機能が低下すると、水も制限しなくてはならないというのは本当ですか？

A

適正な水分摂取量は病状によって変わります。充分摂るべき場合と、制限すべき場合があります。

すねを押してへこみが残れば要注意

腎臓は、老廃物や有毒な物質（尿毒素）を濃縮しておしっこと一緒に排泄しています。しかし濃縮する働きが低下した腎臓では、尿毒素を排泄するのにたくさんの尿が必要になるので、水分もたくさん摂る必要があります。

しかし場合によっては、摂った水分が排泄出来ずに、体にたまってしまうことがあります。体液バランスが悪く体に水がたまってしまう人は、顔や手足がむくんだり、心臓が水分で大きくなったり、肺に水がたまったりします（肺水腫）。

むくみ（浮腫）は腎臓だけが原因とは限りません、心臓や肝臓、甲状腺などの機能が低下した時にも起こります。尿たんぱくや塩分の摂取量、血圧や降圧剤の種類によっても起こります。

体重が急に増加した場合が要注意で、脚のすねを強く押し、へこみが残ることでむくんでいるかどうかがわかります。

心配な時は自己判断でやり過ごしてしまわず、必ず受診して相談するようにしましょう。

人工透析では厳しい水分制限も

水分を制限しなくてはならないのは、尿として水分を出すはたらきが極端に低下した場合です。食事もして、水分も摂っているのにおしっこが出ない、となったら緊急事態です。

しかし基本的には、腎臓がかなり悪くなっても、前立腺肥大や結石などで尿路が閉塞してしまわない限り、おしっこが出なくなることはありません。

ただし治療が人工透析の時期になると、透析が腎臓の代わりをするので、だんだんおしっこが出なくなります。そうなると飲んだ水がそのまま体に残るので、厳しい水分制限が必要となります。

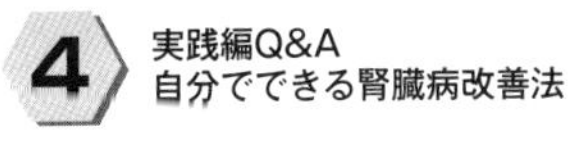

Q 慢性腎臓病（CKD）では、飲んではいけない飲み物はありますか？

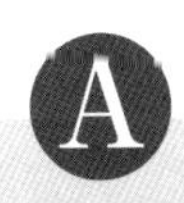

腎機能の状態にもよりますが、たんぱく質やカリウムの制限がある人は、注意が必要な飲み物があります。

緑茶より番茶、ウーロン茶、紅茶がおすすめ

抹茶や緑茶など茶葉が緑色のお茶は、カリウムが多いお茶です。健康な人にとってはよいお茶ですが、腎臓が弱っている人には禁忌になりえます。抹茶スイーツも避けましょう。また、お茶ではありませんが青汁もダメです。

お茶が飲みたい場合は、薄く煎れた番茶や紅茶、ウーロン茶などの方が、カリウム

が少な目なのでおすすめです。さらに茶葉をお湯で煎れたお茶よりも、ペットボトルなどで市販されているものの方がカリウム量を抑えられます。

それでも水代わりにガブガブ飲むのはやめましょう。食後の1杯として楽しむ程度にしましょう。麦茶は問題ありません。

今はハーブティやノンカフェインのお茶など色々な種類があります。こうしたものは要注意です。そば茶、ドクダミ茶は控えた方がよいです。

コーヒーは1日1杯で

コーヒーは実はカリウムの多い飲み物です。カリウム制限のない人であれば、1日にコーヒーカップ2杯（300cc）ぐらいまでなら大丈夫です。ただし牛乳やお砂糖を入れる場合はたんぱく質、リンの摂取量にも注意が必要です。

カリウム制限のある人は、1日あたりカリウム摂取量を1500㎎以下に抑えることになっています。コーヒー1杯には約100㎎のカリウムが含まれているので、1

日1杯までと決めて飲むとよいでしょう。出来れば牛乳や砂糖はなしのブラックがおすすめです。

また、コーヒーにはカフェインが多く含まれ、利尿作用があることも覚えておいてください。

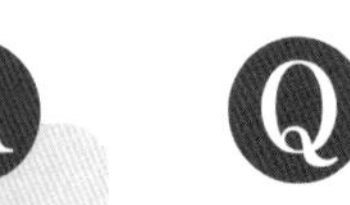

慢性腎臓病（CKD）の人は乳製品を摂ってはいけないのですか？

乳製品にはリンが多く含まれているので注意が必要です。

乳製品は要注意食品

牛乳は栄養バランスのよい食品です。たんぱく質、カルシウム、カリウム、そしてリンと大切な栄養素が入っています。給食に牛乳が欠かせないのは、子どもの成長にとってすぐれた食品だからです。

ただし腎機能が落ちている人にとってはリスクになります。たんぱく制限、カリウム制限、リン制限がある人にとって、牛乳は非常に難しい食品です。

飲み物としての牛乳だけではありません。バター、チーズ、ヨーグルト、生クリームなども要注意ですし、それらを材料にしたグラタン、ピザ、クリームシチューなども、リンを多く含んでいます。ケーキやクッキー、アイスクリームなどのスイーツも同様です。

低脂肪や無脂肪タイプの加工乳がありますが、残念ながらたんぱく質、リン、カリウムなどは普通の牛乳と変わりません。

ただ今日、療法食用の食材は大変進歩していて、低リンミルクというものがあります。普通の牛乳よりはるかにリンの含有量が少ないので、安心して使えます。値段は高いですが、必要に応じて使うことが可能です。

制限といっても、まったく食べてはいけないわけではないので、量と回数を決めて少量食べるようにしてみてはいかがでしょうか。

リンと腎臓と寿命の関係

リンと腎臓の関係は、現在、科学の世界で非常に注目を集めているテーマです。体内にリンの少ない生物は、長生きであることもわかってきました。リンと腎臓をいかにコントロールするかは、健康長寿の大きな問題だと考えられています。

腎機能が低下すると、体の中のリンが十分に排泄されずに血液中に溜まり「高リン血症」になる場合があります。そうなると血管の石灰化を進め、心臓病や脳卒中をまねいて寿命を縮めるおそれが出てきます。

血清リン濃度を適正(3・5~6・0㎎/dℓ)にコントロールするためにも、リンの制限は重要です。

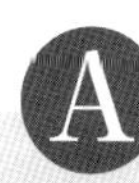

食事療法がうまくいっているかどうか、どうやって判断するのでしょうか？

A 定期健診の血液検査や尿検査で確認します。

蓄尿検査で食生活が丸わかり

まず尿検査、血液検査で尿たんぱくやクレアチニン、尿素窒素など、病状を把握する数値がわかります。蓄尿検査（1日の尿をすべてためて一部を提出する検査）では、ふだんの食生活がわかります。尿からは、ナトリウム排泄量から摂取した食塩の量が、尿素排泄量からたんぱく摂取たんぱく質量を求めることができます。

以上のデータから、たんぱくやカリウム、リンなどの制限が妥当かどうか判断できます。不十分であれば制限をもう少し厳しくしたり、逆に制限を緩くしたりも出来ます。そうやって修正しながら続けていくわけです。

食事療法は、はじめからうまくいく人はほとんどいないといいます。患者さんにとって、たんぱくやカリウム、リンなどの単位の異なる栄養素を把握するのは大変ですし、腎臓病用の食事は、野菜のゆでこぼしなど、普通の食事より手間がかかります。

それでもふさわしい食事療法を積み重ねれば、腎機能低下の進行を抑えることは可能ですし、人工透析のない一生をめざすことが出来るのです。

「食事療法」長続きのコツ

例えば減塩食を続けるには、目標の食事を1日で完結させるのではなく、2～3日の合計が目標の塩分量になればよいと考えます。

ある慢性腎臓病（ＣＫＤ）の人は、次のような方法で、上手に食事療法を続けていました。薄味の腎臓病食を数日間続けたら、ご褒美としてラーメンを1杯だけ食べる。

付き合いの会食で味の濃い食事を食べてしまったら、その後はやはり薄味の食事を続けてみる。減塩食と濃い味の食事を数日で相殺するような工夫をしてみるという方法です。

腎臓病食には塩分やカリウム、たんぱく質など量的なルールがありますが、どのように行うとうまくいくかは人それぞれです。自分に合ったやり方、自分が続けられそうなやり方をみつけながら、工夫しながら続けていきましょう。

腎臓病のための特別な食材や宅配の食事に頼ってもいいでしょうか？

A 様々な食品、食事サービスがあるので活用してみましょう。

腎臓病の患者さん向けの食品、食事サービス

スーパーなどで買える普通の食材や調味料で、減塩、低たんぱく、低カリウムなどの腎臓病用の食事を作るのは大変に骨が折れるものです。

しかし今日、糖尿病や高血圧、アレルギーなど様々な病気を抱えた人にとって便利な食品や食事サービスがたくさんあります。腎臓病も同様です。そうしたものを臨機応変に使って、食事にかかる負担を減らすのは現代人として当然の選択です。

インターネットで「腎臓病食」と検索すると、食品であれば、低たんぱくの米やパン、麺類、肉や魚のおかずがたくさんあります。低リンの牛乳、低カリウムの野菜ジュースなどもあります。減塩の調味料はスーパーでもたくさんみつけることが出来ます。レトルトや冷凍の宅配食事サービスも、大変充実しています。主食やおかず、デザートまで、患者さんの病状やライフスタイルに合わせた食事が選べる内容になっています。仕事で忙しく自炊が難しい人には、1食単位で注文できる食事サービスは大変便利です。

費用は割高なので出来る範囲で

病状にあった食品や食事が簡単に手に入るのは大変便利ですが、やはり価格は普通の食品よりは割高です。すべての食事をこうした療法食でまかなうのは大変な負担になるでしょう。

まずは「食べてみたい」「使ってみたい」食品や食事を「お試し」で取り寄せ、味と費用を検討してみます。気に入れば他のものを取り寄せ、自炊と組み合わせて取り入れてみるという方法があります。

その際は、主治医や医療機関の管理栄養士に相談して、患者さんの病状に合っているかどうかを確かめましょう。

主治医や医療機関で紹介してくれる食品があれば、さらに安心です。

自分一人で注文する場合は、製造・販売会社が信用できるかどうか、商品の品質は確かかどうかは、しっかり吟味してから取り寄せましょう。

Q 主治医に「そろそろ人工透析を」と言われました。絶対にイヤです。

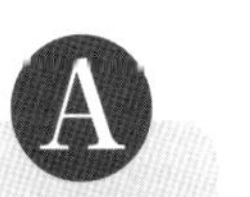

人工透析になっても、生活を楽しむことはできます。

ライフスタイルに合った透析が可能に

腎機能が低下し、これまでの治療では対処が難しくなると、やはり人工透析や腎移植などの腎代替療法を勧められます。

もしも透析や腎移植がどうしても受け入れがたいというのであれば、様々な困難と苦しい症状が続くことになります。合併症は心不全や脳卒中など重篤なものになります。

人工透析というと、全く自由がなくなり、仕事もできず、趣味も楽しめないといった暗い将来しか思い描けない人が多いようですが、そんなことはありません。

人工透析の機器も方法も大変進歩しています。現在、日本には約35万人もの人工透析患者がいますが、そのうちの約８０００人は、30年以上透析をしてきた人たちです。

人工透析療法にも色々な方法があります。通院だけでなく、自宅で出来る透析もあります。ほとんどの患者さんが、自分のライフスタイルに合った方法で、透析治療とうまくつき合いながら生活しています。仕事を続け、趣味を楽しみ、旅行を楽しむ人もたくさんいます。

体は楽になる人が多い

人工透析にはいくつかの方法がありますが、最も多いのは。医療機関に週３回通い、４時間～７時間人工透析を受けるパターンです。

７時間というとかなり長いですが、透析の時間は長い方がいいのです。老廃物や余分な水分を多く除去することができるので、透析前より食事制限も緩やかになり、食べられる量も増えます。結果的に元気になる人が多いのです。

この治療法は個人差があり、人工透析であまり体調が回復しない人もいます。人工透析は、血液を循環させる心臓には負担がかかります。透析後に急に血圧が下がることもあります。また血管にとっては負担が続くため、動脈硬化が進みやすい状態にあります。

それでも人工透析を行わなければ、体調回復の可能性は限りなく低くなることは確かです。

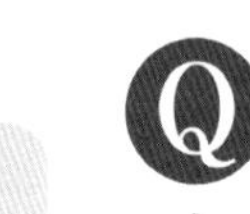

人工透析になると医療費負担が心配です。

様々な社会福祉制度があるので、負担が重くなることはありません。

「特定疾病療養受領証」交付で負担が軽くなる

慢性腎臓病（ＣＫＤ）では、進行するにつれて薬が増え、検査や対策が増えていくので、治療の自己負担は増えていきます。

しかし人工透析となると、様々な公的制度が使えるようになり、負担額は減っていきます。慢性腎臓病で透析療法が必要なのは腎不全であり、慢性腎不全は「特定疾病」に指定されています。申請によって「特定疾病療養受療証」の交付を受けると、自己負担限度額は月1万円までです。70歳未満で収入の多い人は2万円までになります。

身体障害者手帳取得で、実質的に治療費は無料に

慢性腎臓病（ＣＫＤ）で腎不全に至ると、障害の程度に応じて身体障害者手帳が交付されます。人工透析を受けていると、身体障害者1級に該当し、地方自治体から、医療保険の自己負担分について助成を受けられます。

患者本人や世帯の所得にもよりますが、自立支援医療や重度障害者医療費助成制度を利用すると、実質的に医療費は無料になります。

申請などの手続きは面倒ではありますが、公的制度によって負担が大きく軽くなるので、利用しない手はありません。

慢性腎臓病（ＣＫＤ）、そして人工透析となると、医療費以外にも生活面で様々な費用がかかります。仕事を続けられる人であっても、健康な人と同じというわけにはいかないでしょうから、収入面での不安もあります。

利用できる公的制度はフルに使って、これからの生活を豊かなものにしていきましょう。

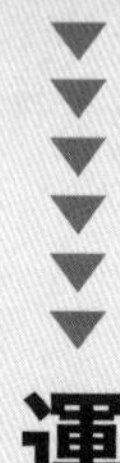

運動療法についてのQ&A

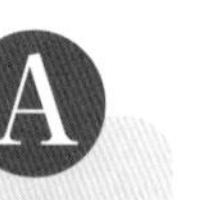

慢性腎臓病（CKD）は安静第一と聞きました。運動は無理ではありませんか？

A 運動による効果は証明されており、安静に勝ります。

安静信仰は昔のもの

確かに以前は、腎臓病の患者さんは安静第一で、運動などはもってのほかでした。

少し前の腎臓病の本でも、ごく早期の患者さん以外は運動を勧めることはありませんでした。運動は腎臓病にとってマイナスでしかないというのが定説だったのです。

しかし最近の研究で、腎臓病であっても、運動による健康効果がきわめて高いことが証明され、多くの医療機関で運動が推奨されるようになりました。

運動の効果

適度な運動を続けると、まず体力がつき、歩行速度が上がり、筋力も増します。疲れにくく活動的になります。睡眠の質もよくなり、不安やうつ症状も改善されることもあります。

運動によって体力、筋力がつくと、脳卒中や心筋梗塞、心不全などになりにくくなり、生命予後が延びることがわかっています。生命予後とは腎臓病になってから生き続ける時間です。つまり長生きになったということです。

また、運動を続けていると、腎臓の働きが改善することがわかりました。腎臓の働きがよくなれば、人工透析を始める時期も先延ばしになります。

以前は慢性腎臓病（ＣＫＤ）になったら、あとは悪化するだけで腎機能は改善しない、と言われていましたが、それが見事にくつがえったのです。

人工透析の患者さんにも運動効果あり

運動療法が有効なのは腎臓病の早期の人だけではありません。人工透析をしている人にも、効果があることがわかりました。既に多くの透析施設で実施されています。結果、寿命が延び、心臓の機能がよくなり、生活の質も改善します。そして透析の効率がよくなり、回復が良好になります。

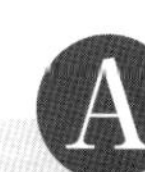

慢性腎臓病(CKD)の人はどんな運動が適しているの?

A 有酸素運動と筋力トレーニングをセットで行うのがおすすめです。

有酸素運動の目安は1日20分から60分。週に2日〜3日程度。運動は早歩き、水泳、ジョギング、エアロビクスなど。軽く息が上がる、軽く汗ばむ程度の負荷がかかる運動が適しています。体感としては「楽である」から「ややきつい」と感じられる強度です。

筋力トレーニングは週2日から3日。筋力、体力は個人差が大きいので、自分の体力や病状に応じて加減します。メニューはスクワットやダンベル運動、運動施設ではマシントレーニングを行います。運動療法は、人工透析治療をしている人にも勧められます。

最近では人工透析用のベッドに、自転車こぎ運動の出来るエルゴメーターを設置している医療機関が増えました。透析をしながら足こぎ運動をするなんて、以前は考えられない光景でしたが、今は「透析の時間が短く感じる」「体力がついた」と、歓迎する患者さんが多いようです。

透析するスペースにそうした設備がない場合は、ベッドに寝たまま両足を伸ばし、片足ずつ交互に持ち上げます。少し息が上がったら一休み。1分休んでまた繰り返します。腰が浮かないようにベッドに押し付けて行います。

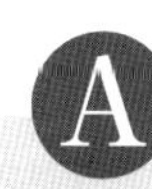

運動療法はどんな病状の人でもやって構いませんか？

A 高血圧などの合併症が重い人は、当面は無理をしないで。

重い合併症や体調不良の人は無理をせず主治医に相談を

慢性腎臓病（ＣＫＤ）においては、高血圧や糖尿病、重い心臓病など合併症の症状が重い場合、運動してはいけません。まずは病状が落ち着いてから、運動について主治医に相談してください。体調が安定して、運動の許可が下りてから取り組みましょう。

例えば次のような病状の人は、当面は運動してはいけません。

▼狭心症、心不全などの心臓病で症状が安定しない

▼高血圧　収縮期血圧　180㎜Hg以上

▼空腹時血糖値　250㎎／dL以上

▼極端な肥満

また足腰を痛めている人は、まずは足腰の回復を。整形外科や整体などで相談し、リハビリの体操を指導してもらえれば、それが最良の運動です。

必ずしも有酸素運動や筋力トレーニングをやらなくてもいいのです。現在の病状、体調に合った運動、例えばストレッチやヨガ、太極拳、ピラティスなど無理なく体を動かせる運動をマイペースでやっていくことです。

Q 慢性腎臓病（ＣＫＤ）改善のために運動を始めましたが、三日坊主で続きません。

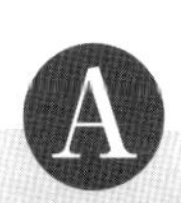

雨でも出来る、自宅でも出来るなど、複数の選択肢があると続けやすいです。普段の生活の中でできる工夫も必要です。

雨が降っても出来る運動を用意する

慢性腎臓病（ＣＫＤ）に限りませんが、運動療法を始めたけれど、三日坊主で続かないという人は多いです。

例えばウォーキングを始めたけれど、雨が降って中止しているうちに面倒になってやめた。夏の暑さ、冬の寒さで運動が続けられない。一人では恥ずかしい。など、挫折してしまうことがあります。外での運動はお天気次第で中止になりがちなので、屋内で運動できる場所やメニューを見つけておきましょう。

健康ブーム、あるいは健康推進事業などで、どこの地方自治体も運動施設を持っています。室内プールがある地域も多いのではないでしょうか。雨の日はそうした施設に足を運んで、ウォーキングやマシントレーニング、水泳などをすると気分転換にもなります。足腰があまり丈夫でない人には、水中ウォーキングがおすすめです。

また地方自治体の運動施設では、市民を対象にしたスポーツ教室、例えばエアロビクスやヨガ、太極拳などの運動プログラムを定期的に行っているものです。そうしたプログラムに定期的に参加して、雨が降っても運動できるようにします。

普段の生活に運動をプラス

運動するには、運動着や運動靴を用意するなど、ちょっとひと手間かかるので、それで挫折する人がいるかもしれません。しかし本格的な運動でなくても、ふだんの生活にちょっとした運動を加えるだけでも効果があります。例えば次のような運動です。

▼1～2階くらいならエレベーターやエスカレーターではなく階段を昇る。
▼バスや電車を利用する時は、1駅手前で降りて歩く。
▼買い物をする時は2件以上を利用し、歩いて移動する。
▼万歩計を持ち歩き、目標の歩数を意識して歩く。
▼テレビの体操の時間に自分も必ず参加する。

アントロキノノールという成分は、慢性腎臓病（ＣＫＤ）改善の助けになりますか？

A

この成分は、腎臓病の薬を開発する過程で誕生しています。科学的な検証も論文も多いので、かなり期待できると考えられます。

医薬品開発の過程で誕生

第３章でも触れましたが、アントロキノノールは、慢性腎臓病（ＣＫＤ）の医薬品開発の過程から誕生したものです。医薬品開発には膨大な時間と費用がかかるため、それなら研究開発のかたわら市場に出し、多くの人に使ってもらえばいいのではないか。研究者たちはそう考えたようです。

実際に人が使った場合の感想や反応を情報収集すれば、それも研究に生かせます。もともと漢方薬の材料であり、長い歴史の中で安全性も効果も証明されています。

科学的検証が充実

腎臓病患者のための補完代替療法の選択肢は非常に少ないのが現状です。あるのは、腎臓病によって吸収出来なくなったいくつかの栄養素を補充する補助食品くらいです。しかし栄養を補充するだけでは、腎臓を回復させることはできません。

アントロキノノールの場合、腎臓の炎症を抑え、傷んだ組織を修復することを目標にして科学的検証を積み重ねています。データや論文も多く、科学的な検証が繰り返されているので、その有用性は確かなものと考えられます。

インタビュー（あとがきに代えて）

アントロキノノール研究開発の現場から

本書でご紹介したアントロキノノールという成分を発見し、研究開発を進めている医薬品製造会社の担当者に、これまでの開発の経緯についてお話を伺いしました。アントロキノノールとは何か、なぜ腎臓病の改善を助ける補完医学素材として登場したのかなどを伺いました。

編集部　アントロキノノールは、腎臓病の薬の開発の過程で見出された天然由来成分とのことですが、研究は今どんな段階なのでしょう。

担当者　アントロキノノールという物質が、弱った腎臓の働きを助け、機能の回復、ひいては腎臓病の改善に有効であるという発見から、この研究が始まりました。

この物質がなぜ腎臓によいのか、どこにどう働きかけているのか、研究は丹念に進められています。試験管での実験やマウスを使った動物実験などでも、よい結果が次々と出ています。
近い将来、腎臓病の新しい薬の誕生をめざして、現在研究が進められているというところです。

編集部　医薬品化の前に補完医学素材として一般に提供しているのはどうしてですか？

担当者　ご存知の通り、創薬（新しい薬を作ること）には、莫大な費用と長い時間がかかります。有効性はわかっているけれども、薬を求めている人のところにはなかなか届けられない、という現実があるわけです。
そこで有効成分を抽出し、確実な安全性を確保した成分を一般の人に試していただこう、提供しようというのが経緯です。
このことはアントロキノノールに限らず、世界中の製薬メーカーが展開している新しい潮流だと言えます。

編集部　アントロキノノールの研究において最も難しかったのはどんなことですか？

担当者　まず原材料のベニクスノキタケですが、このきのこは台湾に古くから伝わる伝統的な民間薬です。いわゆる薬用生物の一種として、古くから漢方薬として使われてきたものです。

それは昔からわかっていたのですが、では、ベニクスノキタケに含まれるどの成分にどんな薬効があるのか。それをつきとめるのが大変に難しいのです。

薬用きのこは色々あって、霊芝とか猪苓舞茸など、漢方薬として使われているものがたくさんあります。その有効成分は、例えばβグルカン、トリテルペン類など、ある程度わかっています。しいたけやしめじなども同様に有効成分が特定されています。

しかし新たな薬用成分を発見しようとなると、気の遠くなるような作業を繰り返さなければなりません。

特に、特定の疾患に有効な成分を見つけ出そうとすると、スクリーニングという作業を行うのですが、候補となる成分を見つけだすために何千通り、何万通りのふるい分けをし、それを延々と繰り返して特定成分を見つけ出します。はじめからうまくいくはずがなく、何か月も発見ゼロの日が続きます。

アントロキノノールの場合も、研究者たちが、毎日毎日そうした作業を繰り返し探し続けて、3年~5年かけて、ようやく発見した物質です。その作業は、まるで「海に落とした針を拾う」ような作業だと言っていいでしょう。

編集部　台湾では、他にもベニクスノキタケを研究している企業や研究機関があるのですか。

担当者　複数の企業がベニクスノキタケの製品を作っています。それぞれ研究はしているのでしょうが、アントロキノノールという成分を特定出来たのはわが社だけです。我々はアントロキノノールという成分を特定し、特許をとり、それに特化した研究開発、製造をしております。

しかし特定成分を保有していない企業では、品質に疑問を感じる製品が多い印象です。例えばベニクスノキタケの栽培方法においても、培地の管理や菌糸においても、果たして本当にまっとうなものかどうか不明なものが多いように感じます。またベニクスノキタケは菌糸を溶液で培養することも可能で、7日くらいで出来ますが、栄養成分が非常に少なくなってしまいます。

私どもの工場では、穀物などを使った良質な培地に菌糸を植え、3〜4か月をかけてじっくり育てております。品質においてベストのものを作っているという自負があります。

編集部 アントロキノノールという有効成分をきちんと製造している企業と、本物かどうかどうかよくわからないベニクスノキタケのようなきのこをサプリメントにしている企業とでは全く違うということですね。

担当者 アントロキノノールを抽出できている企業は当社以外にはありません。

当社はアントロキノノールという特定成分を保有し、規格を設けて生産しています。規格に達しない物は製品化できません。

しかし特定成分もなく規格もないのでは、何がどれくらい入っているのかわかりません。市場にはそういう製品が多いのです。

編集部 アントロキノノールを使ってみたい人は、類似品に注意した方がいいですね。

担当者 はい。アントロキノノールを実感いただくためにも、しっかり選んでいただきたいと思います。

◉ 監修者プロフィール

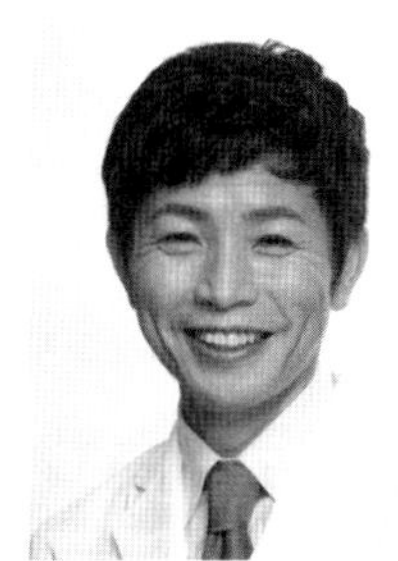

医師・医療相談専門医・産業医・森林医学医

佐野正行（さの・まさゆき）

(株)メディカルアンドナレッジカンパニー 代表
ナチュラルクリニック代々木 医師
マーキュリーアカデミー 校長
川湯の森病院 副院長
日本産業医協会 会長
漢方養生学研究会 会長
予防医学・代替医療振興協会 学術理事

平成７年３月　名古屋大学医学部卒業
平成７年５月　豊橋市民病院
平成12年４月　名古屋大学医学部付属病院第一外科
平成12年６月　国立がんセンター中央病院
平成17年４月　国立がん研究所
平成18年７月　名古屋大学医学部付属病院第一外科
平成19年10月　武蔵野陽和会病院　外科医長
平成22年４月　三鷹中央病院　外科医長
平成24年４月　医療法人社団一友会　理事
「ナチュラルクリニック代々木」勤務

外科医として3000人以上の手術に携わる。

食生活改善による健康指導や予防医療、免疫力をあげて未病に対応するなど、「健康に、その人らしく、幸せに過ごす」サポートを治療から健康相談まで総合的に行う。著書に『最先端のがん免疫療法』（ワニブックス）がある。

◉ 著者プロフィール

木下カオル（きのした・かおる）

医療ジャーナリスト

1959年生まれ。出版社勤務を経てフリーランスのジャーナリストとなる。リウマチや糖尿病などを始めとした生活習慣病やがんなどをテーマに健康、医療分野の執筆活動を展開中。